XIV MAY

MDCXLIII

LA MORT DE LOUIS XIII

DR PAUL GUILLON

A. FONTEMOING, éditeur

LA MORT DE LOUIS XIII

ÉTUDE D'HISTOIRE MÉDICALE

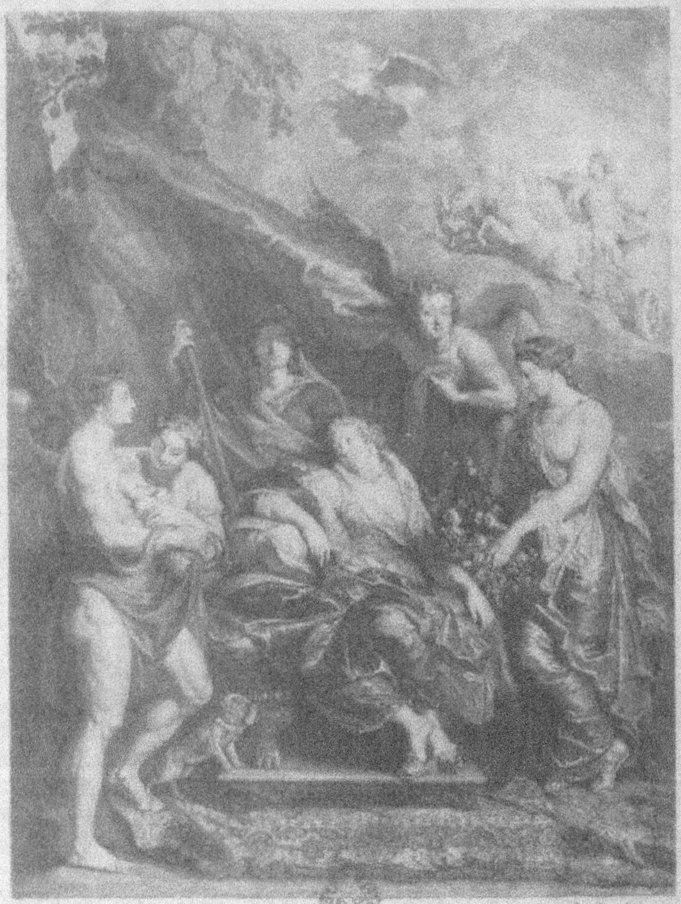

NAISSANCE DE LOUIS XIII

Musée du Louvre.

La reine vient de mettre au monde Louis XIII. D'un côté la Justice donne ce prince en garde au Génie de la Santé ; de l'autre est la Fécondité, qui dans sa corne d'abondance fait voir les cinq autres enfants qui doivent naître de la reine.

Rubens, pinxit.
Nattier, delin.
B. Audran, sculpsit.

LA
MORT DE LOUIS XIII

ÉTUDE D'HISTOIRE MÉDICALE

D'APRÈS DE NOUVEAUX DOCUMENTS

PAR

Le Docteur PAUL GUILLON

Contenant six planches en phototypie et trois gravures
hors texte d'après les originaux.

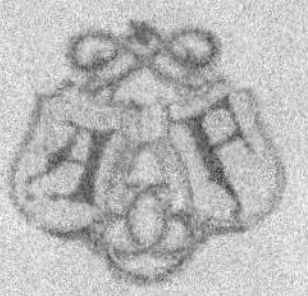

PARIS

ANCIENNE LIBRAIRIE THORIN ET FILS

A. FONTEMOING, ÉDITEUR

LIBRAIRE DES ÉCOLES FRANÇAISES D'ATHÈNES ET DE ROME,
DU COLLÈGE DE FRANCE, DE L'ÉCOLE NORMALE SUPÉRIEURE
ET DE LA SOCIÉTÉ DES ÉTUDES HISTORIQUES

4, RUE LE GOFF, 4

1897

LA MORT DE LOUIS XIII

AVANT-PROPOS

Louis XIII est mort âgé de 42 ans, le 14 mai 1643, jour de l'Ascension, à deux heures trois quarts après midi. Nous allons essayer d'écrire l'histoire médicale de sa mort; grâce à des documents originaux, absolument inédits et d'une authenticité indiscutable, nous espérons presque arriver à établir un diagnostic rétrospectif.

Pour y parvenir, nous nous aiderons de la clinique et de l'anatomie pathologique, reconstituant jour par jour, à l'aide de pièces contemporaines, l'observation de la dernière maladie de ce royal sujet, et puisant dans un procès-verbal d'autopsie inconnu jusqu'ici, et d'une netteté parfaite pour l'époque, les éléments d'un diagnostic très moderne dans sa précision.

Si nous pouvons éclairer ce point d'histoire médicale, nous estimerons avoir fait œuvre intéressante, sinon utile ; et pour nous excuser de ce que notre thèse peut avoir de trop historique, nous nous permettrons de citer la phrase par laquelle débute le discours prononcé en séance publique (1) par Dubois (d'Amiens), secrétaire perpétuel de l'Académie de médecine de Paris, en 1868 : « Vous trouverez sans doute avec moi que ce sujet rentre pleinement dans nos attributions : le médecin n'est-il pas le véritable historien de la mort ? N'est-ce pas à lui qu'il appartient de rechercher comment, et par quelles portes pour ainsi dire, la vie peut s'échapper et s'évanouir ?.. »

Mais avant d'entrer en matière, ce nous est un devoir bien doux de venir, suivant la tradition, au seuil de la carrière médicale, apporter nos respectueux hommages à ceux qui ont dirigé nos études. Nous nous souviendrons que c'est dans le service de Monsieur le professeur Le Dentu que nous avons appris à connaître ce qu'est un hôpital, et que Monsieur le docteur Millard a bien voulu nous initier à l'examen des malades.

Pendant nos années d'externat, Messieurs Benjamin Anger, Léon Labbé et Henri Huchard nous ont prodigué, en même temps que leur précieux enseignement, les marques de la plus indulgente bienveillance.

Nous ne saurions oublier nos autres maîtres dans les hôpitaux : le regretté professeur Damaschino, Messieurs Schwartz, Walther et Monsieur le professeur Pinard ; à tous nous sommes heureux d'offrir ici, avec notre respectueuse gratitude, l'expression de notre profonde reconnaissance.

(1) Dr Fr. Dubois (d'Amiens). Recherches historiques et médicales sur les incidents du meurtre de Jules César. *Bulletin de l'Acad. de méd. de Paris*, 1868, t. XXXIII, p. 762.

Monsieur le docteur Siredey, médecin de l'hôpital Saint-Antoine, nous permettra de saisir l'occasion pour le remercier de tout ce qu'il a bien voulu faire pour nous ; quant à notre excellent ami Monsieur le docteur Paquy, ancien interne des hôpitaux, nous lui rappelons sans insister autrement que c'est lui qui a su nous donner le goût du travail, et faire de nous ce que nous sommes.

Monsieur le docteur Desnos, qui n'a cessé de nous témoigner ses marques d'intérêt, nous a fait la faveur de nous ouvrir les portes de sa clinique de la rue Malebranche, et en nous mettant à même de profiter de sa précieuse expérience et de ses bons conseils, nous a permis de nous initier par nous-même à la délicate pratique des affections des voies urinaires, de tradition dans notre famille depuis deux générations ; de tout cœur nous lui en sommes infiniment reconnaissant.

Que Monsieur le docteur Dureau, bibliothécaire de l'Académie de médecine, nous laisse lui dire combien nous lui avons de gratitude pour les encouragements qu'il a bien voulu nous donner ; sa profonde érudition nous a déjà dans d'autres travaux été d'un précieux secours, et nous n'hésiterons pas à mettre encore à l'épreuve sa science infiniment trop modeste et son inaltérable bonté. Il sait combien notre cher père aurait été heureux de nous voir, un peu grâce à lui, parvenu au terme de nos études.

Enfin, Monsieur le professeur Laboulbène nous a fait, en acceptant la présidence de notre thèse, un honneur que nous ne saurions trop reconnaître, et dont nous essaierons par la suite de nous rendre digne.

22 juillet 1897.

———

Il y a bien des ouvrages à consulter sur la maladie et la mort de Louis XIII ; les mémoires du temps sont nombreux : mémoires de Fontenay-Mareuil, du sieur de Pontis, de messire Robert Arnauld d'Andilly ; mémoires de l'abbé Arnauld, du comte de Brienne, de Madame de Motteville, de Mademoiselle de Montpensier, du cardinal de Retz, du marquis de Montglat, du comte de la Châtre, du duc de La Rochefoucauld, du maréchal de Grammont, du maréchal du Plessis, du comte de Brégy, du P. de la Porte, d'Omer Talon, de Guy Joly, de Hérault de Gourville, etc. (1) ; nous y avons trouvé quelques détails intéressants, mais les principales sources où nous avons puisé sur la maladie de Louis XIII sont peut-être encore plus contemporaines de l'événement, ce sont des œuvres vraiment écrites au jour le jour. D'abord, le journal imprimé de Renaudot, le père de la presse. Théophraste Renaudot était né en 1584. Il

____

(1) Voir collections Petitot et Monmerqué ; Michaud et Poujoulat ; Cimber et Danjou ; Leber.

prit le bonnet de docteur en médecine à Montpellier
l'an 1606. En 1612, il fut appelé à Paris où la reine, mère
de Louis XIII, alors régente, lui fit donner un brevet de
médecin ordinaire du roi, et il prêta serment entre les
mains du sieur Herouard, alors premier médecin (1).
« Mais il ne fut point couché sur l'état, ni payé d'au-
cuns gages, et il ne servait point par quartiers, ce qui
donna lieu à la Faculté de médecine de Paris de l'atta-
quer sur l'exercice qu'il faisait de la médecine dans
ladite ville, et en particulier sur ce qu'il tenait un
bureau d'adresse où l'on s'assemblait à jours réglés (2).
Renaudot en appella au conseil ; mais la cause fut ren-
voyée au Châtelet, où intervint sentence qui défendait
à l'appelant de faire la médecine dans Paris. » Un arrêt
solennel du Parlement, du 1er mars 1644, le condamna à
l'amende et aux dépens lui faisant en outre défense
de « vendre ni prêter à l'avenir sur gages ». Il avait en
effet fondé une sorte de mont-de-piété. A l'occasion de
ce procès, M. de la Vigne, docteur en médecine et
doyen de la Faculté de Paris, que nous retrouverons à
l'autopsie du roi Louis XIII, prononça en 1643 et 1644
deux discours latins fort injurieux pour Renaudot. Ces
discours ont été imprimés in-4° en 1644 à Paris, chez
Morlot. Théophraste Renaudot ne mourut que le 25 octobre 1653. Il avait commencé en 1631 la publication
de ses gazettes que continuèrent ses fils : Isaac, docteur
en médecine de la Faculté de Paris, et Eusèbe, qui fut
premier médecin de Monseigneur le Dauphin, fils de
Louis XIV.

(1) Moreri. — Supplément au *Dictionnaire historique*, 1735.
(2) Ce fut, bien avant la fondation de Richelieu, une sorte
de petite Académie, mais ouverte à tout venant.

Nous citerons souvent des extraits du « Recueil des gazettes et nouvelles tant ordinaires que extraordinaires et autres relations des choses avenues toute l'année mil six cent quarante-trois, par *Théophraste Renaudot*, conseiller et médecin du Roy, commissaire général des pauvres, maistre et intendant général des bureaux d'adresse de France, à Paris, au Bureau d'Adresse, rue de la Calandre, au grand Coq, 1644, avec privilège. »

Ce sont les premiers documents, ils paraissaient chaque semaine et tenaient le monde au courant de ce qui se passait à la cour de France.

Deux autres mémoires sont encore particulièrement précieux : les journaux des valets de chambre du roi, Antoine et Dubois.

Celui de *Dubois* est intitulé : « Mémoire fidèle des choses qui se sont passées à la mort de Louis treize, roy de France et Navarre, fait par Dubois, l'un de ses valets de chambre » (1). Il a été publié en 1759, en 1838, et en 1847. Nous avons eu entre les mains une des copies manuscrites du temps, à la bibliothèque du château de Chantilly. Ce manuscrit in-folio de 16 feuillets porte la cote 1842 ; c'est à sa pagination que nous rapporterons nos extraits.

Il y a enfin les « Fragments du Journal de la maladie et de la mort de Louis XIII par *Antoine*, garçon de la chambre du roy, transcrits sur le manuscrit de la bibliothèque de la ville de Saint-Germain-en-Laye, par Alfred Cramail, Fontainebleau ; Ernest Bourges, imprim., 1880, in-8° ».

(1) V. Collection Michaud, 1re série, T. XI, p. 525.
  V. Collection Cimber et Danjou.

Le titre exact du manuscrit est : Histoire de ce qui s'est passé à la maladie et mort du roi Louis XIII, du 24 février 1643 au 15 mai 1643.

Dans ce journal, il n'est pas parlé de l'autopsie ; aussi, pour nous, celui de Dubois est autrement précieux, puisqu'il donne, en témoin oculaire, des détails sur l'ouverture du corps du roi. Du reste, au point de vue médical, il est bien plus précis ; c'est l'œuvre d'un homme intelligent qui, sans connaissances techniques, donne cependant des renseignements très nets sur la maladie du roi, et qui permettent au médecin de rétablir des faits cliniques.

Puis, le journal d'Antoine est singulièrement fait. Pendant près de quinze jours, les dates ne sont pas exactes. Depuis le 24 février, qu'il met jeudi au lieu de samedi, il y a de semblables erreurs jusqu'au mardi 5 mai où les jours de la semaine concordent de nouveau avec les dates. On serait presque en droit de se demander si ce journal fut bien écrit au jour le jour, ou si plutôt ce n'est pas une narration faite un peu plus tard par un témoin, presque suspect, comme il s'en produit tant, l'événement une fois accompli. Pour ces raisons, nous préférons nous en rapporter au journal de Dubois plutôt qu'à celui d'Antoine.

La Gazette de Théophraste Renaudot et le journal de Dubois sont donc les deux sources où nous avons puisé avec le plus de confiance.

Nous allons maintenant parler des documents vraiment originaux que nous possédons, et qui nous ont décidé à reprendre ce travail, quoique déjà souvent traité, et par des plumes des plus autorisées. En 1894, nous avons eu la bonne fortune, passant l'été aux environs de Chantilly, de voir s'ouvrir devant nous les portes de la bibliothèque de Monseigneur le duc d'Aumale ; nous regrettons infiniment qu'il soit trop tard pour lui exprimer ici toute notre reconnaissance de l'insigne faveur qu'il a bien voulu nous faire, mais il est encore temps de tenter de payer notre dette à l'aimable bibliothécaire du château, Monsieur Macon, qui a guidé avec une bonne grâce et une complaisance dont nous ne saurions trop le remercier, nos recherches dans les collections inestimables des manuscrits de Chantilly.

En 1643, le grand-maître de France était Monsieur le Prince, Henri de Bourbon (1588-1646), prince de Condé, duc d'Enghien. C'est le père du grand Condé. Le fils du vainqueur de Rocroi, Henri-Jules de Bourbon (1643-1709), fut aussi grand-maître de France. Pendant plusieurs générations encore, jusqu'en 1818, cette charge, la première de la cour, resta aux Condé. C'est dans la bibliothèque de ceux qui, durant près de deux siècles, avaient été les gardiens des traditions à la cour, qu'il nous semblait indiqué d'aller chercher des renseignements sur le cérémonial et les cérémonies de France. Notre attente ne fut pas déçue, et nous avons trouvé à Chantilly des pièces dont la publication nous permettra de jeter un jour nouveau sur la mort du roi Louis XIII.

Sous le numéro 516 du catalogue est un manuscrit in-folio de 15 feuillets, relié en maroquin rouge, intitulé : Cérémonial de France, Obsèques etc..., 1547-1669. Il contient un extrait tiré du cérémonial du sieur de *Sainctot*, maître des Cérémonies de France, du procès-verbal de tout ce qui s'est fait et passé en la cérémonie et pompes funèbres du roy Louis XIII du nom décédé l'an 1643, le 14 mai. Ce n'est qu'une analyse rapide du cérémonial complet du sieur de Sainctot que nous trouvons au manuscrit suivant.

Le numéro 437 est intitulé : Cérémonies de France (1329-1644). C'est un manuscrit in-folio de 491 feuillets relié en maroquin rouge. Il contient la relation in-extenso (fol. 369 à 448) de tout ce qui s'est fait à la mort de Louis XIII ; c'est là que nous avons trouvé le procès-verbal authentique de l'ouverture du corps du roi. Ce manuscrit doit être l'original du travail du sieur de Sainctot, maître des Cérémonies de France ; il y a en marge des annotations que nous croyons pouvoir affirmer être de la main du grand-maître lui-même, Monsieur le Prince.

Il existe, du reste, à la Bibliothèque nationale, deux copies de ce manuscrit de Sainctot. L'une est cataloguée sous le numéro 23.939 et l'autre sous le numéro 18.538 du fonds français. Ce second manuscrit est infiniment plus soigné que le précédent ; il provient du monastère de Saint-Germain-des-Prés, à qui il avait été légué par le duc de Coislin en 1732.

Nous avons collationné, avec le plus grand soin, les textes de ces trois manuscrits ; aussi croyons-nous pouvoir publier un procès-verbal d'autopsie de Louis XIII aussi exact que possible.

Incidemment, nous avons trouvé des pièces originales et fort intéressantes, sur Bouvard, le premier médecin du roi, et sur les médecins qui assistaient à l'ouverture du corps. Dans la correspondance des ambassadeurs vénitiens nous avons aussi puisé des détails très circonstanciés et encore inédits.

Voilà pourquoi nous nous sommes décidé à reprendre ce sujet, déjà plusieurs fois traité.

En 1825 (1), *Berthevin* a fait paraître un livre ayant
pour titre : « Recherches historiques sur les derniers
jours des rois de France, leurs funérailles, leurs tombeaux, suivies d'une notice sur Saint-Denis, le sacre des
rois et leur couronnement. » Cet ouvrage, dont la partie qui traite du cérémonial des funérailles est intéressante, n'a rien de médical. Son auteur n'était pas docteur. Sur Louis XIII, il n'y a juste que quatre pages,
et rien sur son autopsie (pas plus que pour les autres
rois) ; ces seuls mots dans une note (2) : « On l'ouvrit,
ses poumons étaient ulcérés et les intestins remplis de
gros vers... »

C'est en 1829 que, pour la première fois, fut publiée
une relation d'autopsie de Louis XIII, dans la *Revue
médicale* (3), sous ce titre : « Documents sur les autopsies cadavériques des rois de France, depuis Charles IX
jusqu'à Louis XVIII, d'après les procès-verbaux authentiques recueillis par M. Henri *Dupuy*, docteur en
médecine. » Cet ouvrage fut aussi tiré à part (4). L'auteur se contente de donner simplement les procès-verbaux d'autopsie, sans commentaires, sans diagnostics.
Après avoir donné les rapports d'autopsie de Charles IX,
d'Henri III et de Henri IV, d'après les écrivains contemporains, il arrive à Louis XIII et à Louis XIV (5) : « Les
deux pièces suivantes sont copiées textuellement sur
les originaux et publiées pour la première fois. Au

(1) A Paris, chez François Louis, libraire, rue Haute-
feuille, n° 10, 1825.

(2) *Id., ibid.*, p. 93, note 1.

(3) *Revue médicale*, septembre 1829.

(4) Paris, J. Tastu, impr., 1829, in-8°.

(5) *Revue médicale*, 1829, p. 570.

G.   2

moins les recherches les plus minutieuses ne les ont
fait trouver nulle part ailleurs que dans le précieux
dépôt d'où elles sont tirées, et sur lequel il est bon de
donner quelques notions. Tous les docteurs de l'ancienne Faculté de médecine formaient un corps qui
avait sa constitution particulière ; ils tenaient de fréquentes assemblées; pour en garder le souvenir, le
doyen était chargé de rédiger les procès-verbaux et de
les transcrire sur un registre. La bibliothèque de l'Ecole
de médecine conserve cet inestimable dépôt de nos
fastes historiques, connu dans les auteurs sous le nom
de « Commentaires de la Faculté, etc... » C'est là que
nous avons découvert les procès-verbaux de l'ouverture
des corps de Louis XIII et de Louis XIV... Cette pièce
est écrite en latin, et en quel latin ! L'écriture en est des
plus difficiles à déchiffrer. Nous demandons grâces
pour les fautes qui ont pu se glisser dans cette copie,
que nous donnons telle que nous l'avons lue ; le sens en
sera facile à comprendre, malgré les lacunes. » Nous
reproduirons ce procès-verbal à la fin de ce travail,
comme pièce de comparaison (1).

Enfin, nous nous garderions bien d'omettre l'ouvrage
du Dr *Corlieu* : « La mort des rois de France depuis
François Ier jusqu'à la Révolution française. Etudes médicales et historiques, par le Dr A. Corlieu (2). » C'est ce
qui jusqu'ici a paru de plus complet sur le sujet ;
mais l'auteur cite comme Dupuy, traduit, il est vrai, en
français, le procès-verbal tiré des Commentaires de la

(1) Voir Appendice I.
(2) Paris, Germer-Baillière, 1873. Une seconde édition,
allant jusques et y compris la mort du Comte de Chambord, a
paru en 1892 chez Honoré Champion

Faculté : on le trouvera aussi dans notre appendice (1).
C'est une description faite de mémoire par le doyen et
un médecin de la Faculté et non un vrai procès-verbal.
Celui que nous apportons aujourd'hui, qui est rédigé
en français, est autrement clair, autrement complet ;
c'est *le* procès-verbal authentique.

Voilà pourquoi nous nous sommes permis de reprendre ce sujet. Nous ne l'eussions, certes, pas fait,
nous le répétons, si nous n'apportions pas des documents absolument nouveaux, qui, nous l'espérons, nous
permettront de jeter un jour plus grand sur la question
et d'arriver à des conclusions peut-être différentes, et,
en tous cas, beaucoup plus solidement appuyées.

(1) Voir Appendice II.

LA DERNIÈRE MALADIE DU ROI. — SA MORT.

(1) « De Saint-Germain-en-Laye, le 20 février 1643.

Le Roy ayant demeuré à Versailles depuis le 8 jusqu'à l'unzième de ce mois, et y estant retourné de cette
ville le 14, en revint icy le 18 en bonne santé, grâces à
Dieu : y ayant donné à souper à sa table dimanche dernier, quinzième du courant, à Monsieur son frère : où
estaient aussi l'Evesque de Metz, le mareschal de Schom-
berg et six autres seigneurs. Le mardi précédent, Sa
Majesté avait aussi honoré de sa table le cardinal Mazarin, ledit Evesque de Metz, le mareschal de Guiche, le
sieur de Chavigni, secrétaire d'Estat, et quatre autres
seigneurs. »

21 février — (2). « Le sannedy, vingt-uniesme février
1643, le Roy est tombé malade d'une longue et mortelle
maladie qui paraissait comme flus épatique, les autres
la nomment fiebvre étique, laquelle ensuitte causa des

(1) Renaudot, *Gazette*, 1643, p. 151.
(2) Dubois, *Manuscrit de Chantilly*, n° 1842, f° 1.

abcèds dans le corps, laquelle maladie néantmoins donnait toujours quelque espérance de guérison. »

(1) « De Saint-Germain-en-Laye, le 27 février 1643.

27 *février*. — Sa Majesté est à Saint-Germain qui se porte bien d'une légère indisposition qu'elle a eue ces jours passés. »

En effet, le roi va mieux, il se lève tous les jours et circule.

(2) « De Saint-Germain-en-Laye, le 20 mars 1643.

Cette semaine le R. P. Dinet, jésuite d'une insigne piété et doctrine a esté choisi par le Roy pour son confesseur ; le R. P. Sirmond ayant obtenu permission de Sa Majesté de se retirer pour son grand âge.

Le roy est ici en bonne santé, grâces à Dieu. »

(3) « De Saint-Germain-en-Laye, le 27 mars 1643.

25 *mars*. — Le 25 de ce mois, le Roy ayant entendu dans sa chapelle la messe qui fut célébrée par l'Evesque de Meaux (4) son premier aumônier, il communia par ses mains avec sa piété et la ferveur de son zèle ordinaire. Puis Sa Majesté disna ici en public, et selon sa bonté naturelle, donna audience à tous ceux qui eurent affaire à Sadite Majesté. »

3 *avril*. — Il se lève et fait un tour dans la galerie (5). « Ce fut la dernière promenade que fit Sa Majesté.

(1) Renaudot, *loc. cit.*, p. 172.
(2) *Id. ibid.*, p. 232.
(3) *Id., ibid.*, p. 260.
(4) Dominique Seguier de Ligny, évêque de Meaux.
(5) Dubois, *loco citato*.

Après il se leva de fois et d'autres, mais il ne s'habilla plus et alla toujours souffrant et affaiblissant jusqu'au 19 avril qu'il dit avoir très mal passé la nuit. »

19 *avril*. — Il dit qu'il se sent perdu et s'adressant à M. Bouvard (1), son premier médecin, il lui dit : « Vous savez qu'il y a longtemps que j'ai mauvaise opinion de cette maladie icy, et que je vous ai prié et même pressé de m'en dire votre sentiment. » Ce que M. Bouvard avoua et lui dit : « Il est vray, sire. » Le roy reprit la parole et dit : « Je vois bien qu'il faut mourir, je ne m'en suis pas aperçu de ce matin puisque j'ai demandé à M. de Meaux et à mon confesseur les sacrements, qui m'ont différé jusques à présent. » Et continua son discours par les plus beaux termes du monde qui faisaient voir qu'il était fort préparé à bien mourir.

« (2) Son mal s'augmenta le 19ᵉ de ce mois, de telle sorte que sa piété le convia de penser à la fragilité de la vie humaine ; pour laquelle ayant fait plusieurs excellentes méditations sur le sujet de la mort, il fit ouvrir les fenêtres de sa chambre du Chasteau-Neuf de Saint-Germain-en-Laye où il est à présent ; et voyant par là l'Eglise de Saint-Denys : « Voilà, dit-il, en la montrant, ma dernière maison, où je me prépare pour aller gayement. » Le soir du même jour, au lieu de la vie des saints qu'il se faisait lire les jours précédents par l'un des secrétaires de son cabinet, il lui commanda de lire le 17ᵉ chapitre de l'Evangile selon saint Jean où est ce passage : « Ego te clarificavi in terra, nunc igitur clarifica me Pater. » Puis il lui fit prendre l'introduction à

(1) Dubois, *loc. cit.* Dorénavant, les citations sans nom d'auteur seront extraites du journal de Dubois.

(2) Renaudot, *loc cit.*, p. 342.

la vie dévote et lire le chapitre *Du mépris de ce monde* ;
et ensuite lui commanda de prendre le livre de Kem-
pis : lequel ce secrétaire voulant lire par ordre des chapitres, Sa Majesté lui mit la main sur celui de la médi-
tation de la mort. »

Il songeait bien aussi un peu au temporel : tout en
voyant venir la mort avec un beau calme chrétien, il
faisait tout pour lutter contre la maladie. C'est lui qui,
ce jour là, manifesta le désir d'avoir en consultation
avec ses médecins ordinaires deux médecins de la Faculté de Paris. C'est par son ordre que le lendemain
furent mandés auprès de lui le doyen Michel de la Vigne, et René Moreau ; ils le disent nettement à la fin du
procès-verbal inscrit aux commentaires de la Faculté :
« Ejus imperio vocati in consilium et Lutetia evocati
die lunæ, 20 april. » Vautier (1), médecin de la feue
reine-mère, fut mandé avec eux.

Dubois ni Renaudot ne parlent de cette consultation,
ni de ce qui y fut décidé au point de vue du traitement.
Rien en tous cas ne fut administré comme remède particulier ; les apothicaires ne furent pas mandés car le
roi avait des diarrhées profuses ; et les barbiers ne pra-
tiquèrent pas de saignée, car le fidèle valet de chambre
l'aurait sûrement consigné dans ses notes.

Il ne fut, nous le verrons plus loin, tiré que deux fois
du sang au roi pendant toute sa dernière maladie ; il
n'est pas probable qu'il ait pris de lavements. Que faisait donc la Faculté réunie avec les médecins premier
et ordinaires du roi ?

20 avril. — Le 20 avril, il déclara la reine régente après

(1) Sur Vautier, voir plus loin le chapitre : *Des médecins qui
approchèrent le roi.*

sa mort. Après avoir songé à son âme et à son corps, il pense à régler les affaires de l'État. Ce jour-là, son visage « vermeil, content et sans inquiétude marquait bien qu'il n'avait nulle appréhension de la mort, et tout le monde voyait le plus grand Roy de la terre, chargé de conquêtes et de victoires, quitter son sceptre et sa couronne avec aussi peu de regrets que s'il n'eût laissé qu'une botte de foin pourrie. »

Renaudot consacre une gazette extraordinaire à cette déclaration de régence (1). Après des louanges dithyrambiques du roi « qui aime tant ses peuples qu'il ne se contente pas d'avoir prodigué sa santé pour leur défense et pour la dignité de sa couronne ; imitant la providence divine il porte ses soins jusque dans l'avenir pour lui établir un repos assuré, et une fermeté qui ne puisse jamais être ébranlée » ; après des éloges pompeux à la reine « qui n'a signé cette disposition que de larmes de sang et n'a répondu que de sanglots aux instantes prières que le roi lui fit de l'accepter » ; au prince de Condé, à Monsieur et au cardinal Mazarin « dont le zèle et l'intelligence aux affaires d'État sont au-delà de toute créance » ; après de lyriques considérations sur le bonheur que cette régence prépare au peuple et au pays... — et l'on sait comment furent suivies les dernières volontés du roi, son testament cassé par le Parlement, etc...—Renaudot « retourne au récit de ce qui s'est passé, en cette action, la plus mémorable de notre âge » :

« Le vingtième de ce mois d'avril 1643, sur les deux

(1) Renaudot, *loc. cit.*, p. 313. — L'assemblée faite à Saint-Germain de la Reine, des princes du sang, des ministres de Sa Majesté, du Parlement et des autres principaux officiers de ce royaume, le 20 d'avril 1643 : pour entendre la déclaration de Sa Majesté sur le gouvernement de ses États.

heures après midi, le roy étant dans son Chasteau-
Neuf de Saint-Germain-en-Laye fit assembler dans sa
chambre en présence de la Reine, des enfants de France,
de Monsieur son frère, du prince de Condé, tous les ducs
et pairs, mareschaux de France et autres officiers de la
couronne et principaux seigneurs qui se trouvèrent
lors à la cour, en fort grand nombre : entre lesquels
étaient le cardinal Mazarin, le chancelier de France, le
surintendant des Finances et le sieur de Chavigni, secrétaire d'État ; devant tous lesquels le sieur de la Vril-
lière, aussi secrétaire d'État, fit lecture par commandement de Sa Majesté de sa déclaration par laquelle le roi
déclare qu'à l'exemple des bons rois ses prédécesseurs
qui avaient aimé l'État, et étant travaillé depuis longtemps de plusieurs incommoditez et présentement d'une
fâcheuse maladie, désirant pourvoir à la sûreté, bien et
repos de son Etat, il entend que lorsqu'il aura pleu à
Dieu disposer de lui, la Reine soit régente de ses Royaumes, pendant la minorité de Monseigneur le Dauffin ;
que sous son autorité Monsieur, frère unique de Sa Majesté soit lieutenant géneral du roy mineur en toutes
les provinces de sesdits Royaumes, et chef du Conseil ;
et le prince de Condé, le cardinal Mazarin, le chancelier de France, le surintendant des Finances et ledit
sieur de Chavigni, ministres d'État, pour tenir avec la
Reine et Monsieur ledit Conseil (1) ; duquel en l'absence

(1) « Hier fut vérifiée en Parlement la déclaration du Roy
par laquelle le sieur de Longueville a été ajouté au nombre de
ceux que Sa Majesté avait nommés dans sa déclaration du
mois d'avril dernier, pour être du Conseil, cas avenant que la
Régence ait lieu. Le Roy l'avait nommé à même temps pour
chef de la députation pour la paix générale. »

Renaudot, *Gazette ordinaire* du 9 mai 1643, p. 380.

de Monsieur seront chefs lesdits prince de Condé et cardinal Mazarin. Ce sont là les points principaux de cette
déclaration...

Le Roi la fit signer ensuite à la Reine et à Monsieur,
et les fit jurer d'entretenir et observer le contenu en
icelle.

Puis le Parlement, qui avait été mandé le jour précédent et était représenté par le premier président, les
présidents au mortier et deux conseillers de chacune
chambre avec les gens du Roi, entra dans ladite chambre de Sa Majesté, qui lui fit entendre qu'elle avait fait
cette déclaration, et donna charge à Monsieur, au Prince
de Condé et audit Chancelier d'entrer le lendemain
21 dans son Parlement et la faire enregistrer, comme
elle le fut hier.

Ce qui fut prononcé par le Roy d'un ton le plus intel-
ligible, le plus grave et le plus majestueux qu'on ait jamais remarqué en sa plus parfaite santé. Il n'y eut aucune de ces vénérables testes blanchies dessus les fleurs
de lys, qui ne versât des larmes de compassion, lesquelles cet auguste corps convertit en larmes de joie
voyant que la fin de cette action avait de beaucoup
accru les forces du Roy.

De fait : soit que Sa Majesté, reconnaissant aux visa-
ges et aux gestes de tant de seigneurs et officiers le ressentiment qu'ils avaient de son indisposition, se confir-
mât en la créance de leurs sincères affections ; soit
qu'elle se trouvât l'esprit plus libre, après avoir découvert ses pensées, qu'elle tenait auparavant secrètes, et
exécuté ce qu'elle avait résolu ; ou que Dieu bénissant
cette action y donnât visiblement ses suffrages, la santé
du Roy parut ensuite grandement augmentée, et Sa Majesté, grâces à Dieu, se porte beaucoup mieux à pré-

sent. De sorte que la joye et la liesse parut incontinent
peinte sur le visage de toute la cour, dont une grande
partie en vint faire part à cette ville, couvrant le chemin de plus de carrosses, de litières et de chevaux qu'il
ne s'en est vu depuis longtemps.

A Paris, du bureau d'Adresse, le 22 avril 1643 avec Priv. »

Il nous a semblé curieux de donner ces détails qui
montrent bien quelle tranquillité d'esprit possédait le
roi. Puis (mais ceci va devenir de l'histoire) ne pourrait-
on en conclure que Louis XIII fut un peu méconnu.
Richelieu était mort alors et cependant le roi savait
prendre des décisions par lui-même, en vrai grand
homme d'État, prévoyant et sage. Ce monarque toujours en tutelle, ne démontre-t-il pas, au moins par
ces actes, que seul il aurait peut-être été capable
de grandes choses ? Il est vrai que la réponse est
facile : Richelieu n'était plus là, mais Mazarin tenait sa
place.

21 avril. — « Le mardi 21, il dit qu'il avait bien mal
passé la nuit et se trouvait faible des grandes évacuations
qu'il avait faites et faisait encore. » Considérant son
corps, il dit : « Mon Dieu, que je suis maigre; comme,
en effet, il ne se pouvait pas davantage, il n'avait plus
que les os et la peau; et lui voyait-on les cuisses et les
jambes si menues de haut en bas qu'il n'y avait que les
genouils qui faisaient remarquer en cet endroit seulement un peu de gros, le reste semblait une squelette. »

La journée de la veille n'était pas faite pour reposer
le malade; il n'y a pas lieu de s'étonner qu'il ait eu à
la suite une mauvaise nuit. Mais avant de mourir, il lui
reste encore quelque chose d'important à régler : le
dauphin son fils n'est pas encore baptisé; Louis XIII

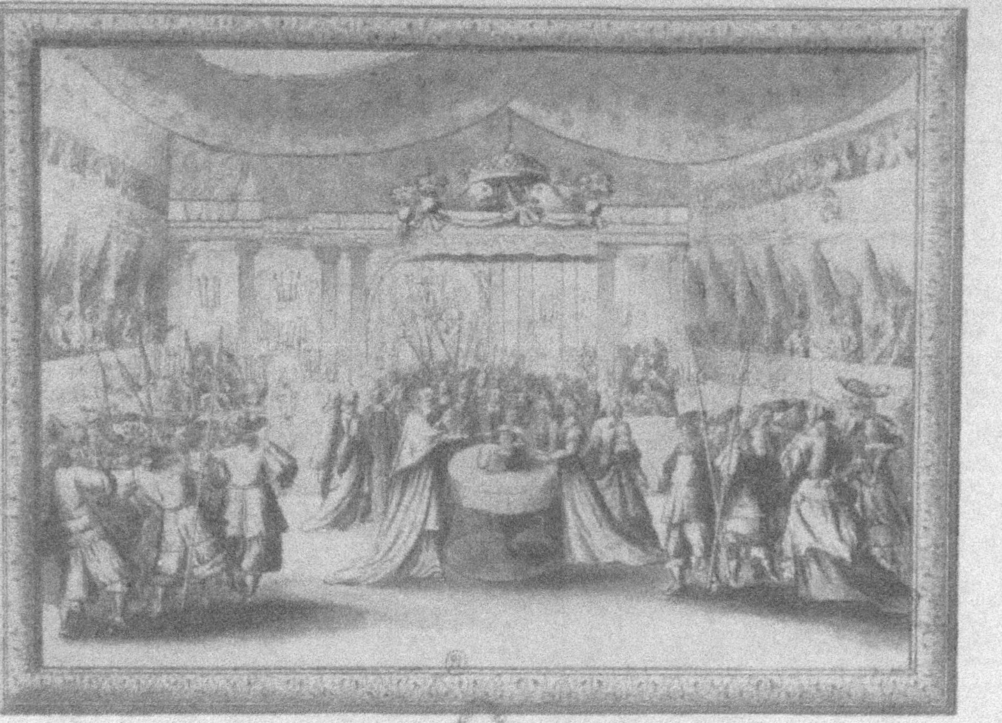

BAPTÊME DU DAUPHIN

D'après un dessin au lavis de la Bibliothèque Nationale.

prince avait été ondoyé le jour de sa naissance (5 septembre 1638) (1).

22 avril. — Le 22, mauvaise nuit encore. « Le Roy demande dans la journée à Monsieur Bouvart si ce serait pour la nuit suivante ; sa réponse fut que ce n'était pas sa croyance s'il n'arrivait quelque accident. »

(2) « Le 22, le Roy se trouvant affaibli par la grandeur et continuation de sa maladie, à la première mention qui lui en fut faite, dit au père Dinet jésuite : « Je suis ravi d'aller à Dieu : allons, mon père, confessez-moi ; » et récita le psaume : « Lætatus sum in his quæ dicta sunt mihi ». Ce fait, il délibéra de communier pour le viatic ; en laquelle action il ne montra pas moins de prudence qu'en toutes les autres de sa vie. Car Sa Majesté prévoyant les différends qui pourraient arriver entre plusieurs seigneurs présents à qui tiendrait la nappe de communion, dont les deux coins plus près du Roy ont accoutumé d'être tenus par les deux seigneurs plus qualifiés, et les deux autres par deux aumosniers de Sa Majesté ; elle avait dit à l'évêque de Meaux, son premier

---

(1) Il ne faut pas s'étonner qu'on ait attendu si longtemps avant de baptiser le dauphin ; de même Louis XIII n'avait reçu le baptême qu'à près de 5 ans.

Voir à la Bibliothèque nationale au manuscrit 4324 du fonds français, fol. 28 : « L'ordre tenu au baptême de M. le Dauphin fils de Henry le Grand et de Mmes Elisabeth et Chrestienne (Christine), ses sœurs, à Fontainebleau le 13 septembre 1606 ». Le lendemain il y eut une nouvelle cérémonie à Paris à Notre-Dame. Voir *ibid.*, f° 334 : « L'ordre des baptêmes des Enfants de France, de Mgr le Dauphin et de Mmes ses sœurs le 14 septembre 1606. »

(2) Renaudot, *l. c.*, p. 343.

aumônier, qu'il ne mît point de nappe, et n'étendît qu'un
voile sur le lit de Sa Majesté, qu'elle seule tiendrait. Ce
qu'on allait faire, lorsque Monsieur, frère unique du
Roi, et le prince de Condé arrivèrent en la chambre de
Sa Majesté : laquelle, selon la présence de son esprit,
dit à l'Évêque de Meaux, lorsqu'il lui alla donner de
l'eau bénite à son ordinaire avant que de la communier,
que ces deux princes ayant par leur arrivée terminé
le différend que l'on appréhendait, il pouvait faire mettre la nappe sur son lit : ce qui fut fait, et le coin de la
main droite du Roi tenu par Monsieur et l'autre par le
prince de Condé. Les deux autres coins furent tenus
par les sieurs de Lasseville et Hyacinte, aumosniers du
Roy étant de présent en quartier. »

La Reine était là qui assista à la messe et à la communion de Sa Majesté. Ensuite de quoy le Roy demanda
l'extrême onction... — 23 *avril* — on ne la lui donna que
le jeudi suivant, 23 avril, à neuf heures et demie du matin...

Aussi la cour de s'émouvoir, et les intrigues de se
donner carrière. Les mémoires du temps ont donné à
cette journée le nom de « grand jeudi », et aux menées
des courtisans le nom de « cabale des importants ».

(1) « Il eut meilleure nuit du 23 au 24 que l'on craignait le plus.

24 *avril*. — Le 24, il fut exempt de l'accès en redoublement qui lui était arrivé les jours précédents sur les dix
à onze heures du matin. »

Dubois nous dit que « le vendredi 24 il ne voulut pas
prendre une médecine de rhubarbe qu'il refusa aux
prières de Monsieur son frère, de Monsieur le Prince

(1) Renaudot, *l. c.*, p. 348.

(de Condé) et de celles de Messieurs les Ministres, ce qui faisait désespérer tout le monde de sa santé ; néanmoins il se porta si bien l'après-dinée qu'il chanta des psaumes en s'accompagnant au luth ».

(1) « Il se trouva si bien qu'il commanda au sieur de Nielle, premier valet de sa garde-robe, d'en remercier Dieu, comme il fit, chantant sur l'air que Sa Majesté lui avait autrefois elle-même donné, cette paraphrase du sieur Godeau qui commence : *Seigneur à qui seul je veux plaire* ; et lui aida, et aux sieurs Campefort et Saint-Martin, à faire un concert en sa ruelle sur de pareils cantiques. »

Louis XIII avait toujours aimé la musique, et lui-même était musicien, puisque dans le ballet qu'il dansa le mardi gras 1618, il avait composé un air de danse dont Beauchamp, un des vingt-quatre violons du Roi, fit la basse. Une chanson de lui à quatre voix, bien écrite et d'une harmonie pure, a été publiée par le P. Kircher. On a même conservé un livre de ses compositions musicales, écrit de sa main. Il avait fait aussi des airs de chasse et mis des psaumes en musique (2). « Le feu Roi, de glorieuse mémoire, dit Etienne Godeau dans la préface de sa paraphrase des psaumes de David (1648) n'avait pas dédaigné d'employer la parfaite connaissance qu'il avait de ce bel art, sur quatre de mes psaumes, qui ont été imprimés ; et les plus excellents maîtres ont admiré cette composition. » Il avait aussi composé des chansons pour Mademoiselle de Hautefort.

25 avril. — Amélioration apparente pendant trois jours.

(1) Renaudot, *l. c.*, p. 348.
(2) Paul Lacroix, *XVIIe siècle : lettres, sciences et arts*, p. 480.

(1) « Le 25, l'amendement de la maladie du Roy continuant, Sa Majesté fit faire collation de ses confitures
de Versailles à la Reine, à la princesse de Condé, aux
duchesses de Lorraine, de Longueville, de Vendosme et
autres dames... et toute la Cour commença de mieux
espérer, comme elle fait encore à présent (30 *avril*), et
cette convalescence, nonobstant les appréhensions, continue de bien en mieux, Dieu exauçant visiblement les
prières de quarante millions d'âmes. » Dans les nouvelles ordinaires du 25 avril, on lit en effet : « Les prières de quarante heures se continuent en toutes les églí-
ses de cette ville et fauxbourgs pour la santé du Roy,
avec un zèle et ferveur si grande de tous les bons Français, que l'on espère de la bonté divine qu'elle se lais-
sera fléchir à leurs prières. Aussi nos péchés, plutôt que
ceux de ce bon prince, le tenant au lit, c'est bien la raison que chacun s'adonne à cet œuvre de piété avec la
même affection qu'il a toujours employée au bien et
salut de son peuple. »

(2) 26 *avril*. — « Le 26e ensuivant, Sa Majesté se porta
encore un peu mieux, mais le 27 notre joie fut troublée
par une nouvelle appréhension de fièvre accompagnée
des mêmes accidents que par le passé.

Toutefois, ils furent de peu de durée, car par la grâce
de Dieu qui protège ouvertement la personne de Sa Majesté, tous ces accidents se diminuèrent d'eux-mêmes le
lendemain 28, et tout alla de bien en mieux, avec un
tel progrès que le 29 Sa Majesté se trouva en beaucoup
meilleur état qu'elle n'avait fait depuis longtemps. Cet
amendement s'accrut encore le jour suivant. »

(1) Renaudot, *l. c.*, p. 348.
(2) Renaudot, *l. c.*, p. 350.
  3.

27, 28, 29 avril. — Dubois dit de même. Le 27 et le 28 il se trouve « plus mal que de coutume », les nuits sont mauvaises. Le 29 et le 30, mieux.

Jusqu'ici, le Roi a toujours donné les ordres nécessaires aux affaires de l'État, et il a toujours reçu les seigneurs et les dames qui le venaient visiter.

1ᵉʳ mai. — « Le vendredi 1ᵉʳ jour de may il se trouve mal pour n'avoir pas bien passé la nuit. »

(1) « Les cinq jours suivants (1ᵉʳ *au* 5 *mai*), diminuèrent beaucoup de la joye que l'amendement des précédents nous avait fait concevoir. Car encore que le Roi eût quelques notables relasches, si est-ce que le redoublement de sa fièvre lui arrivant tous les jours, et les autres accidents de sa maladie persévérant, la rendaient grandement périlleuse...

...Et bien que ses veilles et le peu d'aliment qu'il prenait lui dussent naturellement causer quelque rêverie, il en a été exempt comme par une grâce spéciale, la force de son esprit ne s'étant jamais relâchée, même aux moindres choses. »

« Il avait une résignation exemplaire et répétait souvent les paroles de Job : « Tædet animam meam vitæ meæ ». Le 5 *mai*, le duc d'Angoulême s'étant approché de son lit, le Roy lui montra son estomac amaigri par la longueur de sa maladie, lui faisant remarquer comme la qualité de Roy n'exemptait aucun des infirmités attachées à la condition humaine. Et montrant au sieur de Liencour ses bras décharnés, lui dit cette belle sentence : « Memento homo quia cinis es et in cinerem reverteris. »

7 mai. — Le jeudi 7ᵉ il se trouva fort mal; il dit à M. Chi-

____

(1) Renaudot, *l. c.*, p. 401.

cot, l'un de ses médecins : « Quand me donnera-t-on les bonnes nouvelles qu'il faille partir pour aller à Dieu ? »

8 mai. — Le vendredi 8° il fut très mal et eut beaucoup de peine à prendre des aliments et pria que l'on le laissât mourir en patience.

Le même soir sur les onze heures, il vomit des eaux, où j'eus l'honneur de luy tenir la tête.

9 mai. — Le samedi 9° il fut très mal tout le jour, le soir sur les neuf heures, il lui prit un grand assoupissement. Messieurs les médecins n'en étaient pas bien satisfaits, ils firent beaucoup de bruit pour l'éveiller, ils lui tâtaient le poulx, il ne s'éveillait point, et jugèrent à propos qu'il fallait l'éveiller, et en donnèrent la commission au père Dinet. » Son confesseur le réveille, et le roi a un mouvement de mauvaise humeur. On le conçoit ; il faut avouer que le pauvre malade avait affaire à de terribles médecins. Pour toute médication, ils l'empêchaient de reposer lorsque par hasard ses souffrances lui laissaient un peu de répit.

« Il s'adresse à son premier médecin et lui dit beaucoup de choses que je laisse au bout de ma plume. » Renaudot ne parle pas de ces reproches à ses médecins, mais les gazettes étaient publiées, elles étaient en quelque sorte un organe officiel, et tout n'était pas bon à dire alors ; puis il ne faut pas oublier que, quoique mal avec la Faculté, le journaliste n'en faisait pas moins partie du corps médical et de la maison du roi. Dans la relation d'Antoine nous lisons :

« Le samedi 9° jour de mai, le Roi se trouve plus mal à son réveil. Il s'adresse au sieur Bouvard, son premier médecin, disant : « C'est par votre ignorance l'état où je suis à présent, de m'avoir accablé de remèdes qui m'ont ruiné le corps tant en santé qu'en maladie. J'avoue que j'ai eu le malheur des grands de m'être fié à la conduite et l'ignorance des médecins, et au hasard de leurs remèdes qui m'ont réduit en l'état où je suis, quoique je les aie accablés de mes bienfaits (1) pour me défaire de l'importunité ordinaire aux médecins. » Sa Majesté dit ces paroles avec beaucoup de chaleur, n'ayant pas la parole fort libre naturellement, et l'ayant encore beaucoup affaiblie de sa maladie, en telle façon qu'elle avait le visage enflammé et les yeux étincelants, ayant eu peine à s'exprimer; ce qui obligea le père Dinet son confesseur de lui dire : « Ah! Sire, il faut pardonner pour l'amour de Jésus-Christ qui a pardonné à ses ennemis. » A ces paroles, le Roi s'apaisa un peu de temps et dit : « De toute mon âme je lui pardonne, mon père, mais il fallait que je déchargeasse mon cœur, afin qu'il y prenne garde à l'avenir. » Il dit encore plusieurs choses fâcheuses contre le sieur Bouvard, que j'ai voulu taire ici pour le laisser dans l'oubli. »

Il semble que ce que rapporte Antoine était déjà suffisamment grave. Quels pouvaient donc être ces autres reproches, que n'ont osé redire ni Dubois, ni Antoine? Nous reparlerons plus tard des soupçons que ces réticences autorisent presque. Peut-être ne faut-il voir là qu'une indication de plus de la manière défectueuse dont était soigné le Roi par son entourage. A ce propos de Pontis, dans ses *Mémoires*, est très catégorique : « On le servait fort mal durant sa maladie, à peine prenait il jamais un bouillon chaud. J'avais une peine extrême de voir un Roy, au milieu d'un si grand nombre d'officiers, beaucoup plus mal servi que le moindre bour-

______

(1) Voir Appendice III.

geois de Paris. » Voltaire dit aussi de Louis XIII (1) :
« Ce prince malade et chagrin n'avait été ni servi, ni
logé, ni meublé en roi... »

Et cependant le personnel ne faisait pas défaut ; nous
empruntons au bibliophile Jacob les détails suivants
sur les charges de cour, qui donneront une idée d'une
partie de la maison du roi (2) ; le Grand Chambellan
réunissait sous ses ordres tous les officiers de la chambre et de la garde-robe du roi, ceux des cabinets, anti-
chambres, etc... Comme maître de la chambre du roi,
il lui donnait la chemise à son réveil, et la serviette
quand le roi déjeunait dans sa chambre (3). Il avait
3.600 livres de gages, mais cette charge était toujours
remplie par un duc et pair qui touchait une pension
du roi.

Après le Grand Chambellan il y avait quatre premiers
gentilshommes ordinaires de la chambre, servant par
quartier (4) et faisant le service du Grand Chambellan
en son absence, — mêmes gages.

Il y avait, en outre, 28 gentilshommes ordinaires de
la chambre du roi, servant par semestre et touchant
2.000 livres de gages. Les quatre premiers valets de
chambre (5), aux gages de 700 livres, gardaient les clefs
des coffres de la chambre et couchaient par quartier

(1) Voltaire, *Siècle de Louis XIV*, ch. XXV, édit. de 1775,
t. XVIII, p. 502.

(2) Lacroix, *XVIIe siècle, institutions, usages et costumes*,
p. 194.

(3) Voir Appendice IV, de curieux détails sur la forme pour
servir le roi lorsqu'il est malade.

(4) M. de Souvré était alors en quartier.

(5) Le premier valet de chambre lors en quartier s'appelait
Forest.

dans la chambre du roi. Les autres valets de chambre (1) au nombre de 32, servant aussi par quartier aux gages de 660 livres, faisaient différentes fonctions autour du roi, lorsqu'on l'habillait ou le déshabillait, tenant la robe de chambre, lui présentant le miroir, etc. Ils faisaient aussi le lit du roi avec les tapissiers de quartier. Les 16 huissiers de la chambre servaient également par quartier et se tenaient le jour et la nuit aux portes de la chambre du roi, où ils faisaient entrer les personnes que désignaient les premiers gentilshommes de la chambre.

Les six garçons de la chambre (2), les deux lavandiers du corps, les porteurs de la chambre, etc., appartenaient au service subalterne. Quand au service de médecine, il comprenait les médecins, les chirurgiens, les apothicaires et les barbiers, ayant titre de valets de chambre, et servant par quartier. La fonction des barbiers consistait à peigner le roi, à lui faire le poil, c'est-à-dire la barbe, à le coiffer et à l'essuyer au sortir du bain.

Le premier médecin avait 3.000 livres de gages, les huit médecins par quartier 1.200 livres chacun. Ils devaient se trouver au lever, au coucher et au repas du roi. On trouvera les noms des médecins et chirurgiens de service au commencement du procès-verbal d'autopsie.

10 *mai*. — Mais reprenons notre relation de Dubois : « Le dimanche 10e fut très mal et lorsque l'on le voulut presser de prendre des aliments, qui était une gelée fondue dans un certain verre qui avait un grand bec

____

(1) Dubois était l'un d'eux.
(2) Antoine n'était que garçon de la chambre.

courbé, de façon qu'il pouvait prendre de la nourriture
sans qu'il fallût lui lever la tête, tout le monde le pres-
sait d'en prendre pour prolonger sa vie, et pour espérer
toujours quelque soulagement, et il leur disait : « Hé !
obligez-moi de me laisser mourir en patience. »

L'après-dînée, le roi dort, mais avec la bouche ouverte et les yeux tournés, particulièrement le gauche
ce qui donnait des marques de sa mort prochaine (1).

Sur les dix heures du soir, le roi était assoupi, les
médecins le trouvèrent froid et quelques-uns d'entre
eux crurent que c'était le froid de la mort. Mais il revient à lui.

Sur les trois à quatre heures après minuit, il se plaignit d'une douleur du côté gauche ; elle était si violente
qu'il dit : « Si j'avais ma tousse ordinaire avec cette
douleur, je mourrais tout présentement, n'ayant pas
la force de supporter les deux, mais c'est Dieu qui ne le
veut pas. »

Il était sujet à une certaine tousse seiche qui le tourmentait beaucoup.

Nous fimes chauffer du lait et le mîmes dans des
vessies de porc et les posions sur sa douleur ; après il
dit que cette douleur s'élargissait et continua de se

(1) C'est ce jour-là, dit-on, que Louis XIII eut un songe
singulier : « Le 10 mai, le roi rêva que le jeune duc d'Enghien, parti récemment pour aller prendre le commandement
en chef de l'armée du Nord, remportait une victoire san-
glante, opiniâtrement disputée, mais décisive. L'opinion des
anciens sur le don de prophétie accordé aux mourants fut,
cette fois, confirmée par le fait ; mais Louis ne vit pas la
réalisation de son rêve : la bataille de Rocroi fut livrée le
19 mai ; le roi était mort le 14..... » (Henri Martin, *Histoire de
France*, t. XI, p. 585.)

plaindre et lui prit un vomissement où j'eus l'honneur
de lui tenir la tête... le reste du jour fut très mauvais.

11 *mai*. — Le lundi onzième, il fut désespéré de tous les
hommes, et sentait de grandes douleurs, et ne pouvait
rien prendre et passa ainsi le jour; chacun pleurait, et
se plaignaient les uns aux autres. Enfin il prit son orge
mondée qui pourtant ne lui ôta pas sa tousse; de là, à
deux heures, il prit son petit lait qui lui ôta et le fit
un peu reposer, mais bientôt après ses douleurs de
ventre lui redoublèrent et nous lui appliquâmes des
vessies de porc avec le lait; tout le jour fut très mauvais et passa très mal la nuit.

12 *mai*. — Le mardi douze fut très mauvais, et croyait-
on qu'il ne passerait pas la nuit; ceux qui étaient lors
auprès de lui le prièrent instamment de vouloir prendre
des aliments, il les refusa, il leur dit : « Mes amis, c'en
est fait, il faut mourir », et se tourna la vue de l'autre
côté.

Sur les sept heures du soir, l'on lui apporta le saint
viatique croyant qu'il devait mourir. »

« (1) Chacun avait encore la mémoire toute récente
de sa confession, de sa communion et des autres actes
d'un roy véritablement très chrétien (notre second
saint Louis, comme l'appelle Renaudot) ; il n'y a que
lui qui en trouve la répétition nécessaire. Ayant donc
demandé instamment la communion le douzième dudit
mois, et lui ayant été accordée, Sa Majesté qui s'était
confessée tous les jours de la dernière semaine de sa
maladie, se réconcilia encore le matin de ce jour-là; et
le père Dinet jésuite, son confesseur, lui ayant donné
l'absolution, il communia par les mains de l'Evêque de

(1) Renaudot, *loc. cit.*, p. 405.

Meaux, son premier aumônier, avec son zèle ordinaire…
En même temps, le Roy appela l'évêque de Lisieux d'entre les autres prélats, lui communiqua durant quatre ou cinq heures tout ce qui regardait sa conscience, et lui marqua l'endroit où sont les prières pour les agonisants, afin qu'on les lui dît lorsqu'il serait en cet état. »

13 mai. — « Le mercredi 13° fut mauvais et ne pouvait prendre d'aliments… La Reine ne bougea tout le jour du chevet de son lit et elle ne s'en éloignait que lorsqu'il fallait changer de bassin au Roy qui en gardait toujours un sous lui ; nous avions fait un trou au premier des matelas de la grandeur des bassins avec un bourrelet fort large, de sorte que cela ne l'incommodait point.

Il y avait dans ses cèles force pux d'ulcères qu'il avait dans le corps et le tout faisait une puanteur si horrible que cela faisait quasi mal au cœur.

Le soir, il rêvait dans son sommeil et parlait dans ses rêveries par des mots interrompus dont j'en entendais quelques ; un entre autres de Monsieur de Souvré, premier gentilhomme de la chambre en année ; et souvent de ses médecins : qu'il avait tout à fait dans l'esprit qu'il avait dit quelque chose à Monsieur Vossier (1), l'un d'iceux, et après sa rêverie et son sommeil passé il me demanda où il était. Je lui dis : « Sire, il n'ose se montrer, il a peur que votre Majesté soit en colère contre lui. » Alors le Roy dit : « Faites le moi venir. » Sitôt qu'il le vit il lui tendit la main et lui parla ; il avait peur de

____

(1) Ce doit être Vauthier ou Vautier, le premier médecin de la feue reine-mère. Il n'y avait rien d'étonnant à ce que sa présence préoccupât le mourant. Voir chapitre : DES MÉDECINS.…

l'avoir fâché comme sa maladie était longue et l'avait rendu chagrin.

Sur les deux heures après minuit il retourna dans son assoupissement et dans ses rêveries, il avait sous lui force oreillers... et cela le tenait la tête assez haute et les reins. »

Il fallut plusieurs fois le remonter dans son lit car il glissait, se réveillait et demandait à être soulevé.

14 *mai*. — L'aube arriva « et comme le jour s'augmenta l'on vit que sa vue paraissait égarée ce qui fit croire qu'il ne vivrait plus guère ». Il se fit dire la messe bien plus tôt que d'habitude, et fit lire par son confesseur la passion de Jésus-Christ.

« Le roy fut pressé par ceux qui étaient auprès de lui pour l'obliger à prendre son petit lait dans un verre fait exprès ; il voulut pourtant que l'on le soulevât un peu dessus ses oreillers, ce que nous fîmes les Noyers et moi, et comme il fut un peu contraint il perdit l'haleine et pensa rendre l'esprit entre nos bras ; nous en étant aperçus nous le remîmes en diligence et avec douceur sur ses oreillers. Il fut longtemps sans pouvoir parler et puis il dit : « S'ils ne m'eussent bientôt remis, je rendais l'esprit. » Alors il appela ses médecins et leur demanda s'ils croyaient qu'il pût aller jusqu'au lendemain, disant que le vendredi lui avait toujours été heureux... et qu'il avait toujours cru mourir ce même jour-là.

Les médecins après l'avoir fort considéré et touché ils lui dirent qu'ils n'étaient pas assurés qu'il pût aller jusques au lendemain, en ce que son redoublement avait coutume de lui venir sur les deux à trois heures après midi et que s'il était grand il l'emporterait et qu'il n'avait pas de forces pour y résister. » Alors le roi fit ses adieux aux siens, toujours avec la même absolue sérénité dont il ne s'était guère départi pendant sa maladie que pour s'emporter, peu longtemps il est vrai, contre ses médecins !

« Après il demanda à faire de l'eau ; il ne pouvait plus se servir de ses mains, la chaleur commençait à se retirer, tellement que j'eus l'honneur de le servir et lui en lls faire dans certain verre fait exprès qui est un peu gros et comme une bouteille platte par en bas, un col un peu gros et large courbé de sorte que l'on peut faire de l'eau sans se hausser ni se remuer ; ce fut le Roy lui-même (1) qui s'avisa de cette commodité, et de celle de Biequiers avec lesquels il prenait de la nourriture. »

Il continua ses adieux à ses gens et s'entretint avec les Evêques de Lisieux et de Meaux, et les pères de Vantadour, Dinet et Vincent (2) (supérieur de la Mission).

« Puis le Roy appela M. Bouvart et lui dit : Touchez-moi et me dites votre sentiment ; ce que fit M. Bouvard les larmes aux yeux, il lui dit les mêmes parolles : Sire, je crois que ce sera bientôt que Dieu délivrera Votre Majesté ; je ne trouve plus de poulx ».

Il fait dire les prières de l'agonie et s'entretient encore

---

(1) C'est là la description de l'urinal, et du biberon pour faire boire les malades, tels que ceux que l'on emploie encore aujourd'hui. Il serait curieux de savoir si par ces mots : « Le roi s'avisa de cette commodité », il faut entendre qu'il en serait l'inventeur, ou seulement que c'est lui qui pensa à les réclamer. Dans ce cas, il nous semble que les rôles étaient renversés, à quoi songeaient et les médecins et les serviteurs qui le soignaient ?

(2) Saint Vincent de Paul, fondateur de la congrégation de Saint-Lazare.

avec le père Dinet (1). « La parole lui manqua à une heure et demie après midi; depuis lequel temps les Évêques de Lisieux et de Meaux lui continuant des admonitions chrétiennes, que le roi témoignait par signe bien entendre un quart d'heure durant, il demeura encore demie-heure avant que d'expirer; comme il fit fort doucement entre les bras desdits évêques de Lisieux et de Meaux, de son Père confesseur et du Père Vincent, très saintement, et comme il appartenait au fils aîné de l'Église. »

Dubois décrit d'une manière merveilleuse l'agonie de Louis XIII; on voit bien qu'il y a assisté. « Après cela peu à peu perdant la parolle, il perdit aussi l'ouïe et n'entendait plus. Monsieur d'Orléans et Monsieur le Prince (de Condé) emmenèrent la Reine dans sa chambre, et sortit à leur prière, outrée de douleur.

Le Roy était dans l'agonie qui ne parlait ni n'entendait, et tout le monde était en prières; nous voyions peu à peu les esprits de la vie se retirer, il commença à ne plus remuer les jambes ni les bras, et ne vit-on plus remuer le petit ventre, après l'estomach; toutes ses parties se mouraient les unes après les autres, et le Roy agonisait fort doucement... Le Roy diminuait à vue et ses hocquets étaient loin à loin les uns des autres de sorte que l'on le croyait passé, qu'à (jusqu'à ce que) quelque peu de temps après il jeta le dernier, à deux heures trois quarts après midi, le jeudi quatorze may 1643, jour de l'Assention, au bout de trente-trois ans de son règne à une heure près. »

« Ainsi, écrit Renaudot, expira ce bon prince... et ce qui ne se peut concevoir sans merveille, le même jour du même mois, la même après-dînée et environ la même

(1) Renaudot, *loc. cit.* p. 406.

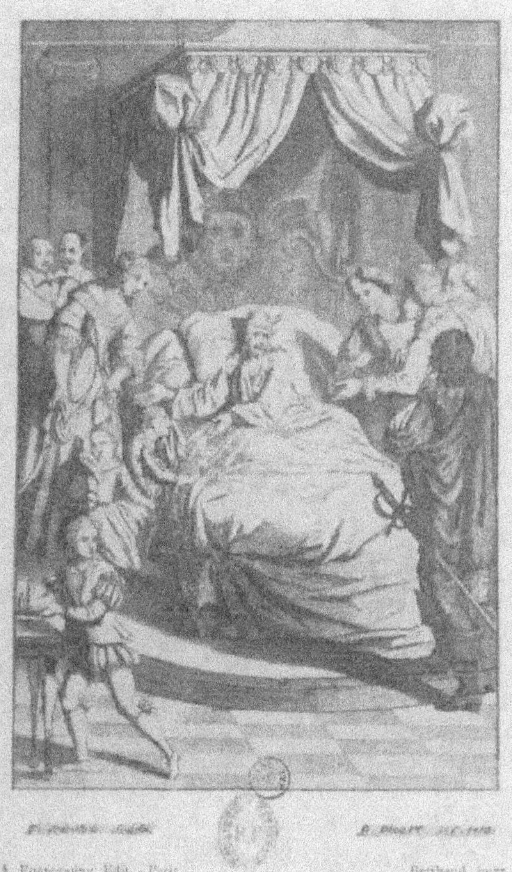

A. Fontemoing, Édit. - Paris.   Berthaud, impr.

LA MORT DE LOUIS XIII

D'après l'ouvrage de Michel Le Tassé.

heure que mourut Henry le Grand son père, tous deux
d'éternelle mémoire (1). »

« L'Évêque de Meaux ayant dit ensuite les prières de
l'absoute des morts, l'Évêque de Lisieux et lui fermèrent
les yeux du Roy, et l'évêque de Meaux lui ayant baisé
la main et fait une grande révérence, donna les ordres
nécessaires pour accompagner le corps d'ecclésias-
tiques... »

« Le lendemain sur les neuf heures du matin, l'on
ouvrit le corps du Roy, ce que je n'avais point de curiosité de voir, dit Dubois, mais un garçon de la Chambre me
dit que M. de Souvré me demandait, qui était là présent,
de façon que je jettai la vue sur ce triste spectacle.
Je vis le corps du Roy qui m'avait été si prétieux,
étendu sur une table en la galerie, le coffre tout ouvert,
et proche de là sur un billard dans des bassins les
entrailles, les boyaux dans l'un, le foye, la ratte et le
cœur dans l'autre ; je vis un de ses boyaux percé, le
bas mésantère quasy poury, dans le haut mésantère un
ulsère et quantité de vers ; que l'on lui avait aussi
trouvé le foye assez beau pourtant un peu pâle, la
ratte belle, les poulmons assez seins et le cœur fort
beau. Je vis dans le corps qu'il y venait encore un
ulsère dans les reins. Dans ce temps, M. de Souvré
m'appelle et me commanda d'aller auprès du Roy d'apré-
sent pour le suivre et le servir comme j'ai fait du
depuis.

Voilà les remarques véritables que j'ai faittes et les
assure telles pour les avoir vues de mes yeux et en-
tendues de mes oreilles. »

(1) Voir Appendice VI, la lettre par laquelle l'ambassadeur
Vénitien annonce la mort du roi.

POMPE FUNÈBRE ET OBSÈQUES

Procès-Verbal d'autopsie

Le roi est mort; c'est maintenant que va commencer le rôle du gardien des traditions et de l'étiquette. Le maître des cérémonies, agissant au nom du grand maître de France, va entrer en scène. Nous allons suivre désormais le manuscrit du sieur de Sainctot.

Il semble que c'est presque à regret que l'on ait renoncé au grand cérémonial usité jusque-là à la mort des rois de France; mais les intentions du roi étaient formelles:

(1) « Considérant alors la misère de son peuple, il déclara qu'il ne voulait aucune des cérémonies qui se font à la mort des Roys à cause de l'excessive dépense qu'on ne peut éviter, et ayant plus estimé les prières que les pompes, il recommanda qu'elles ne fussent point

____

(1) Manuscrit de Chantilly, n° 437, folios 369 à 448.

Bibliothèque nationale, fonds français, Mss. 18538 et Mss. 23939.

oubliées après sa mort, ordonnant qu'il serait montré simplement et sans cérémonie en son lit de trespas et assisté pendant ce temps de gens d'Église avec prières et messes continuelles et conduit de Saint-Germain à Saint-Denis sans appareil. »

D'abord, on trouve la lettre de cachet de Louis XIV au sieur de Sainctot, lui « ordonnant qu'il ait à préparer toutes les choses nécessaires et qui de tout temps se sont faittes en pareilles occasions ». Le roi lui adjoint, pour lui servir d'aide, son frère, maître d'hôtel. Cette lettre est signée Louis et de Guénégaud.

Sainctot dresse alors « l'état général de tout ce qu'il conviendra faire pour l'ordre au decedz du roy Louis XIII ». Tout est prévu : le rôle du grand aumônier, les religieux qui viendront prier, les autels et les cierges, le service des gardes dans la chambre et à la porte, le service de bouche « comme si le roy était encore vivant », le service des logis tant à Saint-Germain qu'à Saint-Denis, le service des carrosses, chevaux et chariots nécessaires, les chaises et bancs autour du lit, etc... Il s'occupe aussi du deuil que chacun doit porter selon les qualités et conditions des personnes.

Une fois dressé, cet état fut soumis à M. le Prince, grand maître de France, qui l'approuva ainsi que M. Duplessis de Guénégaud, secrétaire d'État ; la reine fut consultée.

On y relève les détails suivants :

« Le Roi sera mis dans son lit en l'antichambre, Sa Majesté étant revêtue d'une camisolle de satin blanc, son bonnet de nuit en tête et le visage découvert, afin que tout le monde le voye.

« Et d'autant que la chaleur ne permet pas que l'on garde si longtemps un corps mort, vingt-quatre heures

après (1) ou plus si l'on veut, sera ouvert le corps du feu
Roy et embaumé par les médecins et chirurgiens qui
ont assisté en sa maladie et du premier médecin, et où
M. de Souvray (de Souvré) premier gentilhomme de la
Chambre sera présent et les officiers de la Chambre ;
outre ce, il y sera appelé un prince et un officier de
la Couronne (2) pour être présents à cette ouverture et
embaumement.

« L'ordre est aussi que la Faculté des médecins et
chirurgiens de Paris y soient appelés, que le Maître des
Cérémonies fera avertir suivant le jour qui sera arrêté (3).

« Iceluy corps embaumé il sera enseveli et mis dans
le cercueil par MM. les premiers gentilshommes de la
Chambre et officiers d'icelle (4).

« Faudra un cercueil de plomb qui soit couvert de
mastic aux jointures, par dessus aussy un de bois mas-
tiqué de même aux fentes, et sera couvert de velours
noir avec une grande croix de satin blanc, et cette couverture clouée de mêmes cloux avec huit anneaux de
fer attachés à sçavoir, quatre de chaque côté pour
aider à plus aisément et sans difficulté porter le cercœuil.

« Et sur ledict cercœuil de plomb sera posée et soudée
une platine de cuivre ; il y aura ces mots : Cy gist, etc… »

Suivent les décisions prises pour le convoi et les ten-
tures à Saint-Denis, décisions un peu nouvelles à cause
de la dérogation demandée par le roi au grand cérémo-

(1) Notes en marge du manuscrit mises par M. le Prince sur
le mémoire à lui soumis par le sieur de Sainctot : Le corps
sera et demeurera jusqu'à dimanche soir.

(2) En marge : M. de Nemours et M. le maréchal de Vitry.

(3) En marge : Seront les gens de la Faculté mandés.

(4) En marge : Accordé.

G.

nial. De même l'ordre des séances, rien que pour les
religieux, en la chambre de parade. Il n'y restera ni
prince ni officier de la Couronne. En marge est noté :
« Suffira que M. de Souvray y soit et non d'autres. »

En bas de ce mémoire est écrit : « Fait à Paris le
XIIII° jour de may 1643, signé Henry de Bourbon », et
plus bas, « signé de Guénégaud. »

Muni de cet arrêté qui lui fut délivré à Paris, où il
s'était rendu sitôt le décès du roi, le sieur Sainctot
prend toutes les mesures nécessaires.

Le roi mis sur son lit, le même où il était décédé, le
même où était né son fils le Dauphin, plus tard
Louis XIV, vêtu d'une camisole et d'un bonnet de nuit
de toile blanche, sans sceptre, ni couronne, ni main de
justice, les mains jointes sur une croix de bois, des
religieux furent mandés et des évêques; les portes
furent ouvertes à tout le monde et l'on y vint jeter de
l'eau bénite sans rang ni cérémonie.

« Ce même jour fut avisé par le premier gentilhomme
de la Chambre avec les médecins du Roy et le Maître
des Cérémonies présent, du jour, de l'heure et du lieu
pour l'ouverture et embaumement du corps, et fut
ainsi résolu que ce serait pour le lendemain 15 may
à cinq heures du matin, en la gallerie qui est proche du
cabinet dans lequel le roi était mort.

Sur quoy le sieur de Sainctot avertit que *la coutume
était* d'y appeler *des médecins et chirurgiens* de Paris. »
Nous insistons sur cette phrase, parce que, selon nous,
elle permet de rectifier une erreur jusqu'ici admise par
le Dr Corlieu et avant lui par Dupuy. Ce dernier dit [1] :
« Ce fut à la mort de ce roi que la Faculté fut appelée

---

[1] Dupuy, *Revue médicale*, 1829, p. 370.

pour la première fois à assister à cette opération. En
effet les registres ne mentionnent nullement la présence
de cette compagnie (représentée par son doyen) à la
mort des rois prédécesseurs de Louis XIII. Pour Charles IX, on n'appelle même pas le doyen, alors Joannes
Lecomte, avec les trois médecins qui signèrent le
procès-verbal ; c'est donc seulement à Louis XIII que
remonte cet usage ; la Faculté fit insérer dans ses registres et le récit de cette faveur qu'elle venait d'obtenir,
et le procès-verbal en entier. »

Nous nous permettrons de faire observer qu'au point
de vue des usages, la tradition était certainement aussi
bien observée à la Cour de France par le maître des cérémonies qu'à la Faculté par le doyen. Et si Sainctot
dit : « la coutume était » nous sommes tout disposé à
croire que cela était en effet. Mais les ouvrages sur le
cérémonial français qu'ont laissés les prédécesseurs de
Sainctot, les Godefroy, et qui même ont été imprimés (1), ne sont pas complets : il manque toute la partie qui a trait aux obsèques et funérailles ; il est donc
assez difficile de vérifier ce point particulier du cérémonial antérieur. Pourquoi ne pas admettre que si la
présence de médecins de la Faculté n'a pas été signalée
aux autopsies précédentes, ce fut une simple omission
des doyens? Et d'abord personne n'indique que la présence du doyen fût réclamée, même pour Louis XIII : la
coutume était d'y appeler des médecins et chirurgiens
de Paris, et non le doyen. En effet, dans le procès-verbal de l'autopsie de Charles IX, rapporté par Guille-

____

(1) Voir à la réserve de la Bibliothèque nationale, *Le cérémonial français* recueilli par Théodore Godefroy, et mis en
lumière par Denis Godefroy.

meau (1) d'après Papyre Masson, nous voyons : « Medici
qui profuerunt : Regii... six médecins ; Parisienses :
Piètre, Brigard, Latilé et Duret... Chirurgii regii qui
administraverunt... huit chirurgiens. »

Quant à la présence de médecins parisiens il y avait
donc au moins un précédent ; et il est fort probable
que pour Charles IX, comme pour Louis XIII, ces médecins avaient été mandés régulièrement par les officiers de la maison du roi. Il se trouve que Louis XIII
lui-même avait appelé à son chevet en consultation le
doyen Michel de la Vigne et René Moreau, qui du reste
était lecteur et professeur ordinaire du roi ; lorsque
« les gens de la Faculté » furent convoqués par la lettre
de Sainctot, il était donc tout indiqué que ce fussent eux
qui répondissent à l'appel. Sinon eux, d'autres seraient
venus. Mais ce n'était pas là une faveur nouvelle qu'obtenait la Faculté : elle la partageait du reste avec les
chirurgiens : nous voyons en effet assister à l'ouverture
du corps du roi, et régulièrement mandés à cet effet,
Sébastien Colin, chirurgien de longue robbe à Paris et
Jacques Le Large, chirurgien maître barbier à Paris ;
« chirurgis ex utraque familia chirurgorum Paris..., »
a lu Dupuy sur le manuscrit des commentaires de la
Faculté, ce que le D' Corlieu n'a pas traduit.

De ce qui précède il résulte, et c'est ce que nous vou-
lions démontrer, que si le rapport rédigé de mémoire
par le doyen Michel de la Vigne une fois rentré à Paris,
et qui est consigné pour la première fois au registre des
commentaires de la Faculté, est une pièce intéressante,
la relation écrite par un témoin oculaire et compétent,

_____

(1) *Les œuvres de chirurgie* de Jacques Guillemeau. Paris
1612, in-f°.

préférable en cela à celle donnée par le valet de chambre Dubois ; elle ne saurait cependant avoir la valeur du document authentique, du procès-verbal exact de l'ouverture du corps tel qu'il fut dicté par Bouvard et signé par tous les assistants. C'est celui que nous allons reproduire.

La date et l'heure de l'autopsie décidées, ainsi que la convocation des médecins et chirurgiens de Paris, « ce que ledit Maître des Cérémonies fit entendre et agréer à Monsieur le Prince, il lui dit que l'usage était qu'à l'ouverture du corps assistassent un prince et un officier de la Couronne avec le premier gentilhomme de la chambre. Les sieurs duc de Nemours et mareschal de Vitry furent choisis pour cela et s'y trouvèrent le lendemain à cinq heures du matin suivant les lettres de cachet qui leur furent portées à tous deux par le sieur de Sainctot, dont voicy la teneur :

« Mon cousin, estant nécessaire de faire trouver des
« personnes de qualité et confiance à l'ouverture et am-
« baumement du corps du feu Roy Monseigneur père,
« ainsi qu'il a esté observé en pareilles occasions, je
« vous ai choisi pour y assister et le sieur de Sainctot
« Maître des Cérémonies estant chargé de vous adver-
« tir de l'heure j'auray bien agréable que sur son advis
« vous vous rendiez en la chambre où se fera cet office,
« ce que me promettant de vostre affection je ne vous
« feray la présente plus longue, priant Dieu qu'il vous
« ait mon cousin en sa sainte garde. Escrit à St-Ger-
« main-en-Laye le quatorzième may mil six cent qua-
« rante trois, signé Louis et plus bas de Guénégault. Et
« sur la suscription : A mon cousin le duc de Nemours
« pair de France. »

La même fut escrite à Monsieur le maréchal de Vitry.

Le 15 à ladite heure se fit l'ouverture dudit corps qui fut apporté dans un linseul par les officiers de la chambre et mis sur une longue table qui était préparée au bout de la galerie autour de laquelle étaient Messieurs de Nemours, de Vitry et de Soüvray, les sieurs de Saintot (1) frères maître et ayde des cérémonies, le sieur Forest premier valet de chambre (2) et quelques officiers de la chambre seulement, d'un côté ; de l'autre côté, aux pieds et à la tête étaient les médecins et chirurgiens, sçavoir le sieur Bouvart premier médecin du Roy, les sieurs Seguin premier médecin de la Reyne Régente, Vaultier premier médecin de la feue reine mère du Roy, Brunyer (3) premier médecin de Monsieur le duc d'Orléans, Chicot et Conrade médecins du Roy lors en quartier, le sieur de la Vigne docteur régent de la Faculté des médecins de Paris et doyen d'icelle, le sieur Moreau aussi docteur en ladite Faculté lecteur et professeur ordinaire du Roy, Pierre Yvelin médecin de la Reine Régente, Jean de Nogent médecin servant le duc d'Orléans, Baptiste Boutemps premier chirurgien et premier valet de chambre de sa Majesté, Nicolas Pescheval premier chirurgien de la reine régente, Mathieu Colart premier chirurgien du duc d'Orléans, Antoine Regnault, Pierre Lycot et Alexandre le Roy tous trois chirurgiens servants du Roy, Sébastien Colin chirurgien de longue robbe à Paris, Jacque le Large maître (4) chirurgien à Paris, tous deux appelés pour assister à ladite ouverture à laquelle opéraient les sieurs Regnault,

(1) Ils n'ont pas signé le procès-verbal.

(2) N'a pas signé.

(3) N'a pas signé.

(4) Dans le manuscrit de la Bibl. nat. il est désigné : chirurgien maître barbier à Paris.

Lyot et le Roy de la main, le sieur Bouvart premier
médecin verbalisait, et le sieur Moreau médecin susdit
écrivait. Et fut dit ce qui suit.

« *Rapport des médecins étant à l'ouverture du corps
du roi.*

*Nous avons trouvé les cinq téguments universels com-
muns et particuliers consommez, le piploon aussi consommé, les intestins gresles démesurément boursoufflez
et de couleur blafarde et nageans dans une quantité
de serozites sanieuses et purulentes, la face extérieure
du foye toute pasle comme ayant été bouilly, lestomach remply d'une sérozité noirastre avec un ver
de demy pied de longueur et plusieurs autres petits,
laquelle matière aurait marqueté le fonds de lestomach,
lintestin duodenum d'une grandeur démesurée remply
de bile porace, le jejunum remply de mesme matière et tout jaune par dedans, lileum moins teint et
moins plain d'une matière plus épaisse, le cecum
dès (1) son commancement rouge et dépouillé de sa
membrane charnue, continuant de plus en plus jusques à la fin du Colon, où s'est trouvé un ulcère qui a
persé lintestin causé par la descente de la boüe qui
sortait du mézentaire inférieur qui s'est trouvé ulcéré
en plusieurs endroits et qui a versé sa matière purulente qui s'est trouvée amassée dans tout le ventre, dans
laquelle nageait les intestins, à la quantité de plus
d'une chopine. Outre la couleur susdite du foye on a
trouvé en sa partie cave qu'il se fendait et rompait en
le touchant, dépouillé de sa propre membrane estant
coupé il s'est trouvé tout desseiché et recuit dedans
comme dehors. Au rein droit il s'est trouvé un petit ab-*

____

(1) Bibl. nat. *dans son commencement.*

cès plain de boue verte enfermée dans un chyste dans sa partie intérieure et charnue. Tout le poulmon du costé gauche entièrement attaché aux costes et moins du costé droit, en la partie supérieur du gauche s'est trouvé une grande cavité ulcérée plaine de boue, tous lesquels accidens ont été reconnus pour véritables causes de son deced.

Fait à Saint-Germain à six heures du matin 1643, ainsy signé : Charles de Savoye, Nicolas de l'Hospital de Vitry, de Sourré, Boucart, Seguin, Vaultier, Chicot, Conrade, de la Vigne, Moreau, Yvelin, de Nogent, Baptiste Bontemps, Pescheval, Collard, Regnault, Lycot, Colin, Alexandre le Roy, le Large. »

Cette ouverture faite et achevée les entrailles furent mises en un vaisseau (vase) de plomb après avoir été embaulmées, le cœur en un petit vaisseau de la même figure de cœur aussi de plomb doré par dessus, attendant que celuy d'or que l'on faisait fût achevé dans lequel il fut mis du depuis.

Le corps fut reposé en son lict de trépas qui avait été dressé en la chambre de parade, ladicte chambre ornée d'une très riche tapisserie de la couronne qui représentait l'histoire de Coriolanus. Le lict était un lict du Roy de velours cramoisi rouge, chamarré de grands passements d'or, dans lequel la reine peu d'années auparavant avait accouché du Roy à présent régnant. Il estait eslevé sur un haut dais enfermé dans une balustrade dorée qui en estait éloignée de trois pieds. Le marchepied du haut dais était couvert d'un tapis de turquie, d'un autre ensuite semé de fleurs de lis. Et au pied du lict y avait une crédence sur laquelle estait une grande croix d'or de quatre pieds de haut et quatre grands chandeliers d'argent vermeil doré garnis de cierges blancs allumés.

Et au-dessous sur un escabeau couvert de drap d'or un benoistier; aux deux côtés dudict lict, sur la dernière marche du haut dais, six grands chandeliers d'argent vermeil doré garnis de cierges blancs et bruslans. De chaque costé du lict un autel paré d'ornements de velours violet semé de fleurs de lis d'or, dessus une croix et six chandeliers.

En la même chambre y avait encor trois autels parés de même que les autres, auxquels toute la matinée se disaient continuellement des messes de Requiem. A neuf heures se disait la messe basse avec notes et musique, en suite de laquelle se célébrait une messe haute par la musique de la chapelle en laquelle messe on y portait baiser au roi le corporalier et se jetait l'eau bénite; à la fin se chantait un « libera » et un « de profundis » en musique. Au chevet du lit, des deux côtés, étaient deux gardes écossaises avec leurs hocquetons et pertuisanes gardant le corps du Roy.

Il y avait des deux côtés du lit, en dedans la balustrade, trois bancs couverts de toile d'or, et au devant deux chaises à dossier : A la main droite, la première occupée par l'Evêque de Meaux premier aumosnier faisant la charge de grand aumosnier; ensuite deux archevêques ou évêques en rochet et camail; après eux deux aumosniers du Roy avec rochet qui se relevaient de deux heures en deux heures; derrière ces chaises du premier banc des évêques se mettaient des personnes de marque; sur le troisième banc derrière le second étaient les religieux psalmodiant. En la main gauche la première chaise était pour M. de Souvré premier gentilhomme de la chambre; une autre réservée pour le capitaine des gardes du corps puis pour le Maître des Cérémonies; derrière, un banc pour les officiers de la chambre et

autres officiers ; derrière, un troisième banc pour les religieux psalmodians, toujours au nombre de vingt-
quatre se relevant de quatre heures en quatre heures. Au
pied du lit quatre hérauts en robe de deuil, leurs cottes
d'armes par-dessus, et caducées en la main, estaient
assis sur des places.

Le Roy estait revêtu d'une camisolle de satin blanc
et d'un bonnet de toile, sans couronne, sceptre, main
de Justice ny manteau royal, attendu qu'il estait seulle-
ment en son lict de trépas et non en son lit de parade (1).
La porte de cette chambre était gardée par les huissiers
d'icelle ; l'antichambre et salles par les gardes du
corps. »

Cet ordre ne fut pas sans contestations ; les évêques
ne voulaient point s'asseoir derrière Monsieur de Meaux,
qui n'était pas plus qu'eux, et, ne faisant que remplacer
comme grand aumônier le cardinal de Lyon, s'était
trouvé ainsi administrer au roi les derniers sacrements ;
ils prétendaient même qu'en sa qualité de premier aumônier, son rang était derrière eux, au banc des aumô-
niers. Et voilà Sainctot bien embarrassé et obligé d'en
référer jusqu'à la Reine qui jugea « que Monsieur de
Meaux serait à la première place à la droite du feu Roy,
avec l'étole, comme pasteur, et sans tirer à conséquence ny préjudices aux rangs ès autres cérémonies
attendu que la présente n'estait pas dans les règles ordinaires. »

Puis ce sont les maîtres des requestes, qui veulent
prendre, comme le leur, le banc des aumosniers du roi.
Le Maître des Cérémonies ne le leur veut point accorder ;

(1) Ce n'est qu'à Saint-Denis, dans le chœur, que fut dressé
le lit de parade, sur lequel fut exposée l'effigie du roi.

et les messieurs des requêtes députent quelques-uns des leurs à Paris pour se plaindre à Monsieur le Chancelier qui parle à la reine en leur faveur en présence de Monsieur le duc d'Orléans et de Monsieur le Prince. Ils avaient obtenu satisfaction lorsque Sainctot de son côté arrive à Paris pour démontrer à la Reine la conséquence de cette autorisation ; on délibère en plein conseil sur ce grave sujet, et le Maître des Cérémonies triomphant reprend le chemin de Saint-Germain avec des ordonnances particulières signées du roi et de Guénégaud.

Suivent toute une série de documents et de pièces comptables : ordres du Roy pour les obsèques, le convoy et à St-Denis ; comptes et état du deuil fourni par l'argenterie, etc. Nous avons donné ces détails pour montrer au milieu de quel monument administratif nous avons trouvé le procès-verbal original de l'autopsie de Louis XIII ; c'est le protocole, pour employer une expression toute moderne, qui nous a gardé ce précieux document médical.

« La veille du convoy (18 *mai*), le Roy fut embaumé et mis dans un cercueil de plomb. »

Il fut enseveli par Monsieur de Souvré, premier gentilhomme de la Chambre et Monsieur l'évêque de Meaux, assistés du sieur de Sainctot, maître d'hôtel, aide des cérémonies. Des premiers valets de chambre et valets de Chambre ordinaires, chirurgiens et tapissiers du Roi le rapportèrent en son lit de trépas, après avoir été enseveli, et le cercueil fut couvert d'un drap d'or. Avant qu'il fût embaumé, Monsieur de Souvré donna ordre à deux sculpteurs du roi d'en prendre chacun un moulage.

Les entrailles avaient été portées à St-Denis ; deux jours après, en ouvrant le testament, on vit que le roi avait voulu qu'elles fussent à Notre-Dame de Paris : on les y reporta. Le cœur fut à l'église Saint-Louis des Jésuites de la rue Saint-Antoine.

Le corps demeura en son lit de trépas six jours durant. Enfin, le 19 *mai*, sur les quatre heures après-midi, un chariot à six chevaux, avec escorte, transporte le corps à Saint-Denis, par Nanterre, Neuilly, Clichy et Saint-Denis où l'on arrive à onze heures du soir (1).

Le lendemain, grande messe de Requiem.

Ce n'est que le 22 *juin* qu'eut lieu le service funèbre à Saint-Denis, mais sans cérémonie, sans séances ni rangs, chacun se plaçant à peu près comme lorsque le roi était à l'Eglise vivant. On suivait en cela les dernières volontés de Louis XIII; les « honneurs » ne furent pas rendus; rien au caveau. C'était le « petit cérémonial. » Le roi avait voulu éviter l'excessive dépense, et cependant le cortège fut fort imposant (2) : « En tête, marchaient trente crieurs, clochettes en mains, avec robes et bonnets quarrés; les premiers suivis du Bailly des pauvres en robe longue, chaperon en tête, et de quatre cents pauvres vêtus comme leur bailly, deux à deux, chacun une torche allumée en main, et six sergents des pauvres sur leurs ailes, puis les douze hérauts..., etc. »

Des cérémonies eurent lieu un peu partout : à Avignon, à Mourgues par les soins du prince de Monaco, à Florence, à Pau, à Lyon, à Rouen, à Monaco, à Cahors, etc. Une cérémonie de quarantin eut lieu à Paris, à Notre-Dame, en présence de la Reine, le 27 juin (3).

(1) Voir Renaudot, *loc. cit.*, p. 473. Le convoi du corps royal de Louis le Juste, de très heureuse et glorieuse mémoire, depuis St-Germain jusques à St-Denis.

(2) Manuscrit de Chantilly, n° 516.

(3) Voir Renaudot, *loc. cit.*, p. 529 et 549.

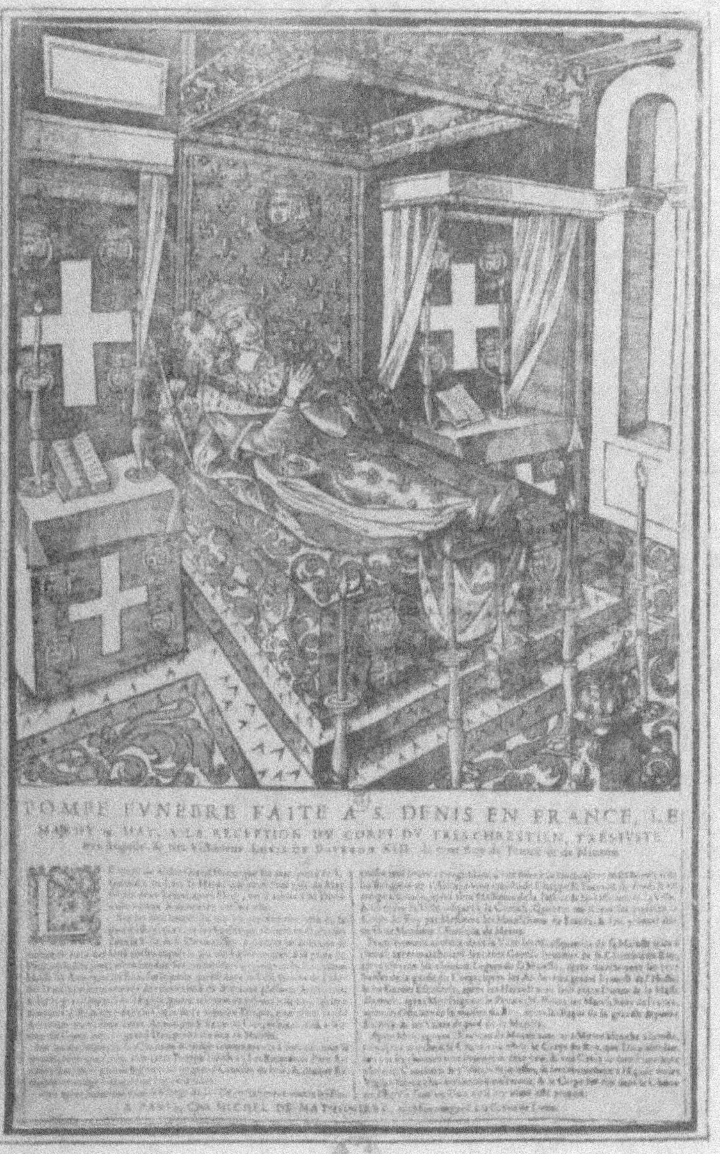

A. Fontemoing, Édit. – Paris. Berthaud impr.

LE ROI DANS SON LIT DE PARADE

DANS LE CHŒUR DE L'ÉGLISE DE SAINT-DENIS

D'après une gravure sur bois de la Bibliothèque Nationale.

La Convention, dans sa séance du 31 juillet 1793, sur un rapport de Barrère, lu au nom du comité de salut public, rendit un décret décidant « que les tombeaux et mausolées des ci-devant rois, élevés dans l'église de Saint-Denis, dans les temples et aultres lieux dans toute l'étendue de la République, seraient détruits le 10 août suivant. » Elle nomma des commissaires chargés de procéder à l'exhumation ; l'un d'eux dom Poirier (1), ancien bénédictin de Royaumont, nommé par l'Institut, a dressé un procès-verbal de la démolition des tombeaux et de l'exhumation des cercueils. On y lit (2) : « Le même jour 14 octobre, après le diner des ouvriers, vers les trois heures après-midi, on continua l'extraction des autres cercueils des Bourbons, savoir Louis XIII mort en 1643 âgé de 42 ans, Marie de Médicis, Louis XIV, etc..... Nota. — Quelques-uns de ces corps étaient bien conservés, surtout celui de Louis XIII. Louis XIV l'était aussi, mais sa peau était noire comme de l'encre. Les autres corps et surtout celui du grand dauphin (mort en 1711) étaient en putréfaction liquide »

Ces restes furent mis pêle-mêle au lieu dit « cimetière des Valois » ; puis, sous la Restauration, ils furent rapportés, ou du moins ce qu'on en put recueillir alors, dans la crypte de Saint-Denis, où ils sont actuellement.

(1) Né en 1724, mort en 1803, membre de l'Académie des Inscriptions et Belles-Lettres

(2) *Georges d'Heilly. Extraction des cercueils royaux à St-Denis en 1793, Paris, 1868, page 100.*

MALADIES ANTÉRIEURES DU ROI

Ses antécédents héréditaires et personnels.

Nous avons jusqu'ici exposé la dernière maladie et la
mort de Louis XIII; nous allons maintenant rechercher
ses maladies antérieures, puis nous discuterons les faits
cliniques observés, les lésions cadavériques consignées
au procès-verbal d'autopsie, et nous essaierons enfin
de poser un diagnostic rétrospectif.

Nous allons donc commencer par examiner les antécédents du roi.

Son père Henri IV est mort à 56 ans et demi, assas-
siné. Sa mère Marie de Médicis est décédée à Cologne
le 3 juillet 1642, à 68 ans, après trois jours d'une maladie aiguë que Riolan son médecin crut d'abord être
un érysipèle suivi de... gangrène des jambes, et qui,
d'après nous, pourrait bien avoir été une forme fou-
droyante de la variole (1).

Louis XIII fut leur premier enfant. Il naquit à Fontai-

(1) Nous avions l'intention de donner ici quelques détails
sur la mort de Marie de Médicis, mais nos documents ne
sont pas suffisants, et nous nous sommes arrêtés dans nos
recherches lorsque nous avons appris du docteur Cabanès
qu'il préparait un travail sur ce sujet.

nebleau le jeudi 27 septembre, fête des saints Côme et Damien, à dix heures et demie du soir, neuf mois quatorze jours après la consommation du mariage du roi et de la reine, après vingt-deux heures et un quart de douleurs d'enfantement (1).

De leurs cinq autres enfants, un seul, le quatrième, mourut jeune : Nicolas, duc d'Orléans, né le 16 avril 1607 et mort le 17 novembre 1611 à quatre ans et demi. Tous les autres dépassèrent la moyenne de la durée de l'existence humaine : Elisabeth, née le 21 novembre 1602, et qui épousa Philippe IV d'Espagne, mourut le 6 octobre 1644, à 41 ans ; Chrétienne ou Christine (10 février 1606), mariée à Victor-Amé, duc de Savoie, mourut le 27 décembre 1663, âgée de 57 ans ; Gaston-Jean-Baptiste de France, duc d'Orléans, de Chartres, de Valois et d'Alençon, qui resta Monsieur, frère unique du roi, atteignit 51 ans, du 25 avril 1608 au 2 février 1660 ; enfin Henriette-Marie, l'épouse de Charles I d'Angleterre, naquit le 25 novembre 1609 et mourut le 10 septembre 1669 à l'âge de 59 ans.

Des antécédents héréditaires, il n'y a donc rien à retenir ; il nous faut maintenant étudier les antécédents personnels de notre sujet. Ici encore, comme dans toutes les parties de notre étude, nous avons puisé aux sources contemporaines qui nous paraissent offrir le plus de garanties.

L'enfance du roi est bien connue ; Héroard (2), son

____

(1) Voir Cimber et Danjou, *Archives curieuses*, Ire série, t. XIV, 1601. Récit véritable de la naissance de messeigneurs les enfants de France par Louyse Bourgeois, dite Boursier, sage-femme de la reyne mère du Roy.

(2) Jehan Hérouard ou Héroard, sieur de Vaugrigneuse, né à Montpellier, mort au siège de La Rochelle.

premier médecin, qui l'avait pris au berceau, l'entoura de soins vraiment paternels ; il semble que c'est le seul homme qui s'intéressât sincèrement, plus que ses parents mêmes au développement du petit dauphin. Il inscrivait jour par jour tous les événements marquants de la vie du jeune prince, notant avec les plus minutieux détails tout ce qu'il observait. Ce manuscrit original, intitulé Histoire particulière de Louis XIII, est à la Bibliothèque nationale, catalogué sous les numéros 4022 à 4027 du fonds français. Il forme six gros in-folios, et renferme même des dessins, bien primitifs, faits de la main du futur Louis XIII.

La lecture, malgré bien des puérilités, en est fort attrayante, et il serait peut-être intéressant de le publier *in extenso* (1). On n'en connaît généralement que des fragments. Une partie, de 1614 à 1615, a été publiée dans la collection Cimber et Danjou, Archives curieuses, 2ᵉ série, tome V. — Messieurs Eud. Soulié et Ed. de Barthélemy (2) ont donné, en 1869, deux volumes in-8ᵉ, d'extraits du Journal de Jean Héroard sur l'enfance et la jeunesse de Louis XIII (1601-1628).

Malheureusement Héroard est mort en 1629 et depuis 1628 Bouvard lui avait succédé comme premier médecin du roi, « archiatrorum comes ». C'est d'après Chomel et Lyonnet que nous donnons cette date de 1628, et non 1627 comme on l'a dit généralement.

Bouvard, lui, n'a pas laissé de mémoires, mais nous avons retrouvé un ouvrage, fort peu connu, qui peut

____

(1) Il y a aussi à la Bibliothèque nationale : Fonds français nᵒ 10221, un autre manuscrit : Particularités de la vie de Louis XIII, extraites des mémoires d'Héroard.

(2) Paris, Didot frères.

presque nous tenir lieu d'un journal de santé qu'aurait
écrit le premier médecin du roi.

Cet ouvrage a pour titre : « Brevis dissertatio de
morbis hœreditariis, auctore Roberto *Lyonnet*, Ani-
ciensi, doctore medico et almæ Facultatis medicæ
Valentinæ Decano, consiliario et medico Regio — qua
probatur affectus morbosos quibuscum Ludovicus XIII
Rex Galliæ et Navarræ christianissimus conflictatus
est fuisse adventitios, non profectitios, non heredita-
rios. — Parisiis, apud Gasparum Meturas, viâ Jaco-
beâ sub signo SS. Trinitatis, prope Maturinenses.
MDCXLVII, cum privilegio regis christianissimi ».

Sur l'auteur, nous donnerons quelques détails biographiques dans le prochain chapitre, où nous parle-
rons des médecins qui approchèrent le roi, Disons seulement qu'il soigna très probablement Louis XIII de
passage à Valence, et que par conséquent il connaissait
son tempérament.

Quant à l'ouvrage lui-même, nous avons estimé qu'il
méritait de retenir notre attention. C'est en effet l'œuvre
d'un médecin ; il a été écrit sitôt après la mort du roi
(le privilège est de 1645) ; il est conforme aux idées de
la Faculté de Paris, ou du moins de ceux de ses représen-
tants qui avaient soigné le roi et assisté à l'autopsie. L'ap-
probation qui se trouve en tête en fait foi, où il est dit :
« In quâ nihil conti neri quod ad medicinæ veritatem,
necnon ad Regis regiæque stirpis in sanitate diu felici-
terque conservandæ certitudinem non multum conferat,
profitemur... ut mente sic manu subsignavimus Lutetiæ
Parisiorum die 14 junii 1645.

M. de la Vigne, med., Acad. Paris.

Ren. Moreau, professor, med. Regius.

F. Guenault, medic., Facult. Parisiensis.

Guido Patinus, Bellouacus, Doctor medicus parisiensis. »

Puis et surtout cette dissertation est manifestement
inspirée par Bouvard qui a dû fournir à l'auteur tous
les renseignements médicaux. Le premier médecin de
Louis XIII a laissé peu d'écrits, et cependant comme
nous le verrons dans le prochain chapitre, il a été ter-
riblement attaqué par ses confrères, voire par ses collègues de la maison du roi ; or, l'ouvrage de Lyonnet
est une sorte d'apologie de Bouvard, un plaidoyer
en sa faveur, qui suscita même une réponse anonyme, dédiée à Vautier, son principal adversaire.
Voilà les raisons qui nous ont décidé à en parler longuement.

Ce livre est peu connu, avons-nous dit, et ce nous est
encore une excuse pour le tirer de l'oubli où l'avaient
laissé les auteurs qui, avant nous, ont traité de la mort
de Louis XIII. Sur Lyonnet et ses œuvres il n'y a rien
dans le dictionnaire historique de la médecine d'Eloy,
rien dans Dezeimeris, rien dans la bibliothèque de
Choulant. Il est cité par le père Lelong et dans l'ouvrage de Pauly. Haller (1) donne une rapide analyse de
la « brevis dissertatio » et dit bien que le livre tout entier est une apologie d'Héroard.

Enfin nous en avons trouvé une curieuse analyse
dans un ouvrage de *Louis* (2), qui est fort intéressant

(1) Bibliotheca medicinæ practicæ, auctore Alberto von
Haller, Bâle et Berne, 1777, t. II, page 641.

(2) Dissertation sur la question : *Comment se fait la trans-
mission des maladies héréditaires ?* par M. Louis, maître ès-
arts, chirurgien de l'hôpital général de Paris à la Salpêtrière,
associé de l'Académie royale de chirurgie, etc., Paris, chez
Delaguette, 1749.

lui-même. C'est un mémoire adressé à l'Académie des
sciences de Dijon, pour un concours, en 1748, et où il
veut prouver « l'inexistence des maladies héréditaires ».
Il répond à la question de la docte assemblée par une
pétition de principes, et ne veut pas qu'on lui reproche
d'avoir trouvé la cause de ce qui n'est pas. Il s'explique
d'abord sur ce qu'on doit entendre par maladie héréditaire ; il ne donne pas ce nom aux maladies que les enfants
apportent en naissant et dont les parents sont actuellement attaqués. Ce sont pour lui des maladies acquises,
communiquées, telle la maladie vénérienne. « La maladie communiquée au fœtus dans le ventre de sa mère
n'est pas plus héréditaire que la même maladie que la
mère aurait acquise après la naissance de l'enfant, et
qu'elle lui aurait communiquée en l'allaitant. » Si on ne
pensait pas ainsi, « la galle qu'un fils gagnerait de son
père serait une maladie héréditaire, et ainsi de toutes
les maladies contagieuses ».

Pour les auteurs qui ont traité ce sujet, « le vice héréditaire, s'il y en a, doit se trouver dans le germe anté-
rieurement à sa fécondation » ; pour Louis, au contraire,
qui ne peut pas admettre que le premier homme ait
contenu tous les germes de sa postérité future par une
sorte de génération anticipée et simultanée, les désordres de l'économie doivent s'acquérir particulièrement
par chaque homme : « toutes les maladies seront indivi-
duelles, puisqu'elles doivent être postérieures à la formation des germes qui n'ont reçu aucune altération
dans leur principe ».

En somme cette théorie est assez élégante, séduisante
même : pas de maladies héréditaires, toutes sont acquises ; l'enfant de phthisiques ne naît pas tuberculeux,

il le devient (1), plus facilement qu'un autre peut-être. Il nous semble que ce raisonnement a presque reçu confirmation en ces dernières années; le sang pris à la section du cordon ombilical d'un nouveau-né de mère tuberculeuse ne contient pas de bacille de Koch (2).

Puis Louis recherche « les causes qui donnent lieu aux maladies qui passent communément pour être héréditaires, telles que la pierre, la goutte et la phthisie ». Pour cette dernière, il la déclare maladie des plus contagieuses, « d'où le danger de devenir phthisiques que courent les personnes exposées à respirer l'air qui a passé dans les poumons ulcérés d'une autre personne. Le levain communiqué fera effet plus tôt ou plus tard selon son activité, et selon que les parties du poulmon où il sera fixé et cantonné seront plus ou moins susceptibles de l'inflammation qui doit précéder la formation de l'ulcère; en supposant que l'action des miasmes contagieux se porte en entier sur les parties solides ».

Et Louis conclut à la non-existence des maladies contagieuses.

Nous n'avons pas su résister à citer des passages d'un ouvrage qui date de cent cinquante ans, pour montrer qu'en changeant simplement des mots qui ont cessé d'être de mode, les plus vieilles théories deviennent presque les modernes. Mais nous nous écartons singulièrement de Louis XIII.

Louis, en publiant son mémoire l'année suivante, dit qu'il a eu depuis entre les mains l'ouvrage de Lyonnet, et il en fait une analyse; heureux, dit-il, d'avoir trouvé

----

(1) Peter a dit : « On ne naît pas tuberculeux, mais tuberculisable. »

(2) Expériences de Vignal à la Clinique d'accouchements.

en certains points les idées de Lyonnet conformes aux
siennes quoique, lui, crût à l'hérédité des maladies.

(1) « Cet ouvrage imprimé en 1647 contient 87 pages
in-i° sans y comprendre deux épitres dédicatoires, l'une
à la reine Anne d'Autriche, la seconde aux docteurs en
médecine de la Faculté de Paris.

On sait que Louis XIII qui avait joui dans sa jeunesse d'une fort bonne santé, en eut une fort chance-
lante pendant les quinze dernières années de sa vie. »

Louis XIV étant dauphin eut quelques indispositions
dont l'auteur donne l'histoire par forme de digression.
Tout son corps fut couvert de « pustules de galle », la qualité du lait de la nourrice parut suspecte aux gens de l'art ;
mais d'autres tâchaient de persuader au roi et à la reine
que le lait de la nourrice était bien conditionné, et
qu'on ne devait point s'alarmer des pustules qui cou-
vraient le Dauphin, parce que leurs Majestés avaient
été dans le même cas au même âge. » On change bien
des fois de nourrice, et enfin la gourme disparaît et le
Dauphin recouvre une santé parfaite. L'auteur conclut
de toutes ces circonstances que la maladie du Dauphin
ne venait pas d'un principe héréditaire mais de l'usage
d'un mauvais lait.

« Tout l'objet de cette dissertation était de tranquilliser l'esprit de la reine-mère. Pour y parvenir le
Dr Lyonnet entre dans tous les détails de la vie privée
de Louis XIII. Cet ouvrage est une espèce de journal
où l'on expose les différentes indispositions de ce prince,
son inattention à observer le régime qu'on lui prescri-
vait, les remontrances pathétiques du premier médecin,
les insistances du cardinal de Richelieu, et le peu

(1) Louis, *loc. cit.*, p. 65 et suiv.

d'égards que le roi avait pour toutes ces représentations ; enfin on se propose de faire voir que malgré son
tempérament qui était originairement fort bon, il avait
été la victime de l'inobservation des conseils salubres
qu'on lui avait donnés et du mauvais régime qu'il avait
suivi.

Ce prince avait une aversion insurmontable pour les
choses apprêtées simplement, il voulait de la variété
dans les mets ; il aimait particulièrement les fritures,
les ragoûts, les viandes salées, les sauces, les gâteaux
et toutes les pâtisseries où il entre beaucoup de sucre ;
il ne prenait jamais de bouillon, il ne pouvait souffrir
les viandes bouillies ; il rejetait même le pain, à moins
qu'il ne fût rôti. Il avait contracté ces mauvaises habitudes par la faute de quelques personnes qui, pour ga-
gner ses bonnes grâces lorsqu'il était encore enfant, lui
apportaient secrètement tous les matins des saucissons
pour déjeûner ; il buvait ensuite un grand verre de ra-
taffat : ce régime déréglé lui avait totalement altéré les
organes de la digestion. Il faisait aussi beaucoup d'excès à la chasse ; il y passait souvent les nuits, sans aucun égard aux saisons. L'ardeur du soleil, la pluie, la
neige, la glace, la boue, tout lui était égal ; il allait la
tête découverte et était toujours fort légèrement vêtu,
pendant le froid comme dans la saison la plus chaude.

Les peines infinies que ce monarque se donna pour
calmer les troubles dont son royaume était agité ne lui
firent rien changer à son mauvais régime. Aussi mena-
t-il la vie la plus triste. Il avait presque toujours la
fièvre, il était sujet aux inflammations du bas-ventre et
à la goutte ; il était continuellement altéré et n'avait
jamais d'appétit, etc. Il résulte de toutes ces circonstances, qui sont détaillées très au long dans la disserta-

tion du D' Lyonnet, que Louis XIII avait entièrement changé sa constitution primitive par le mauvais usage qu'il avait fait des choses non naturelles (1) et, son état valétudinaire n'étant point originel, on assure à la Reine-Mère que la santé du jeune roi n'en souffrira en aucune façon. »

Nous allons reprendre nous-même l'ouvrage de Lyonnet et y chercher tous les détails médicaux ; les moindres indispositions du roi y ont été notées, et si la répétition en peut sembler monotone, nous avons cru néanmoins ne rien devoir omettre. C'est le seul moyen d'arriver à des conclusions sérieuses de notre étude ; car sans bien mettre en lumière les antécédents personnels du malade qui nous occupe, nous ne saurions, sur de vagues commémoratifs, d'après l'observation clinique trop peu précise de la dernière maladie, et les renseignements insuffisants d'une autopsie soigneusement faite il est vrai, mais à une époque où l'anatomie pathologique n'était rien moins que développée, nous ne saurions prétendre à établir un diagnostic rétrospectif ayant quelque valeur, ce qui est toujours besogne malaisée. C'est donc plus qu'une analyse, et presque une traduction que nous allons donner de l'ouvrage de Lyonnet, nous nous excusons d'avance pour les inexactitudes qui ont pu s'y glisser ; les noms géographiques surtout nous ont gêné, aussi en avons-nous cité quelques-uns

(1) « Les choses non naturelles sont six : l'air, les aliments, le travail et le repos, le sommeil et la veille, les excrétions retenues ou évacuées et les passions de l'âme. Le bon usage de ces choses entretient la vie et la santé, leur excès ou leur mauvaise qualité altèrent l'une et abrègent l'autre ». (Louis, *loc. cit.*, p. 18.)

en latin, aimant mieux faire partager notre embarras que de commettre une erreur.

Le premier chapitre est une théorie sur l'hérédité; ce que nous avons dit de l'ouvrage de Louis nous dispense d'en parler. Le commencement du second chapitre rapporte les goûts bizarres du Dauphin enfant, et là-dessus encore nous nous sommes suffisamment étendu.

Devenu roi, les soucis du gouvernement le fatiguèrent encore, le fonctionnement des organes s'en ressentit, il eut mal à la poitrine, aux pieds, à l'abdomen; c'est alors qu'à Castrum novum Lauracorum (1) il fut pris d'une toux violente, de douleurs aiguës en divers lieux, privé d'appétit, tourmenté par la soif, eut un sommeil inquiet et agité; puis vinrent la fièvre, l'inflammation abdominale, les syncopes. Dans une d'elles, il faillit même passer, il était alors à Paris; Héroard intervint et prescrivit lavement et tisane d'orge, mais malgré son intervention le roi tomba sérieusement malade à Villeroy (2) d'une fièvre tierce avec frissons violents, puis stades de chaleur, somnolence et sueurs. En vingt jours il eut neuf accès pendant lesquels il fut traité seulement par lavements et saignées. Les médecins peu d'accord sur le traitement en appellent à la Faculté de Paris qui, sur l'avis de Charles (3) et de Bouvard, prescrit la saignée d'abord, puis la purgation; mais le malade ne voulant prendre ni casse, ni rhubarbe, ni sirops, on se rabat sur une tisane d'orge, de réglisse et de séné.

(1) Probablement Castelnaudary.

(2) Villaregii. Est-ce Villeneuve-le-Roi près Villeneuve Saint-Georges? En tout cas, ceci se passait en 1627.

(3) Sur Charles, voir le chapitre suivant.

Bien que bénin, le remède fit merveille : le roi rendit énormément d'humeurs gluantes, jaunâtres et verdâtres ; la fièvre, il est vrai, reparût par trois fois, mais plus légère ; on décida de continuer le traitement. La maladie avait commencé le 1ᵉʳ juillet, on était alors en août ; le mieux ne s'accentuait cependant pas ; malgré d'abondantes évacuations le ventre restait tendu et gonflé, la fièvre persistait, le pouls était irrégulier, on craignait l'hydropisie. Et les médecins dissertent sur la provenance des humeurs : viennent-elles du mésentère ou du foie ? quelle est la signification de l'inégalité du pouls ? Dans une consultation ils décident qu'il faut que le roi prenne les eaux du Nivernais (1) d'abord, celles de Forges ensuite ; mais pendant ce temps, la fièvre tombe, le roi guérit, et naturellement rejette loin de lui tisanes et ordonnances.

À cette occasion, cependant, les médecins firent de nombreuses observations sur les habitudes du roi, son tempérament, ses goûts. Louis XIII aime la fraîcheur, la nuit il écarte les rideaux de son lit, il se lave souvent la bouche, il boit avant de se coucher, les jours où il doit communier il dort mal, ne pouvant boire à sa fantaisie, son pouls et sa respiration sont influencés par sa pensée ; le soir, il est légèrement fiévreux, mais la nuit le calme, etc., etc. La vivacité de son imagination et de son intelligence, son jugement, son heureuse mémoire, son adresse témoignent... de la chaleur et de la sécheresse des parties animales ! À la suite, un long détail des qualités morales et physiques du roi ; puis une digression sur la condition malheureuse des monarques qui ne peuvent se soigner ainsi que des particuliers :

(1) Saint-Honoré-les-Bains, ou plus probablement Pougues.

un des docteurs présents à la consultation (ce doit être Bouvard) persuade aux deux premiers médecins du roi, qui ne sont pas d'accord, d'intervenir au moins auprès de leur malade pour qu'il se laisse traiter.

CHAPITRE III. — L'auteur entre à présent dans le cœur de son sujet et, à l'aide de lettres et de témoignages, s'efforce de montrer que la maladie dont souffre le roi est due à son régime. La fièvre étant tombée, le roi bien que souffrant encore vers *novembre* 1627 assiste au siège de Saint-Martin-de-Ré ; rechute avec flux de ventre analogue à la dysenterie, dont il est débarrassé par lavements et saignée. Guéri, il revient à Paris, y demeure un mois et retourne au siège de la Rochelle (*avril* 1628). Héroard pendant ce temps meurt et Bouvard lui succède.

A peine à la Rochelle, l'inflammation du ventre reprend ; le pouls est inégal, l'appétit manque. Le premier médecin, qui avait observé l'accès que le roi avait eu à Villeroy et craignait un retour des humeurs, veut intervenir ; mais on était alors à la Pentecôte, et Louis, bien que souffrant horriblement, ne voulut rien prendre avant d'avoir touché les écrouelles selon sa coutume ; la cérémonie terminée, il se retira trempé de sueur, sans appétit, sans force. On le traite par des clystères au jus, en guise de repas : un morceau de veau cuit avec de la mauve ; on y ajoutait du miel simple ou avec de la violette, de la casse aussi et du séné. L'électuaire composé par Héroard, *a cartamo* (1), fut considéré comme incapable d'expulser les humeurs bilieuses du roi, mais il avait eu horreur casse, rhubarbe, séné, pur-

(1) Les graines du cartamus tinctorius (safran bâtard) étaient utilisées autrefois comme purgatives.

gatifs en général ; et, bien que menacé de fièvre, de dysenterie, de goutte, par ses médecins, il ne veut prendre de temps en temps qu'une tasse de tisane, en lavement. Son premier médecin lui représente que cette médication est trop faible, qu'il lui faut au moins prendre de la tisane de séné d'Orient sucrée, ou une décoction de mercuriale dont il usa à Villeroy. Bouvard lui expose qu'il n'y a pas lieu de s'effrayer de ces remèdes, et qu'il ne lui prescrit rien de dangereux, comme les drogues ou émétiques usitées alors et dont il ne voudrait pas se servir : il ne lui ordonne rien que de naturel, et le supplie de l'écouter ; le roi y consent, mais à condition de ne pas rester enfermé après avoir pris sa tisane et encore est-on forcé de la lui présenter sous un autre nom.

Le médecin fait observer de nouveau au roi qu'il faut absolument qu'il change sa manière de vivre, que les médicaments ne suffisent plus à le tenir en santé ; le roi ne veut rien entendre. La maladie, c'est-à-dire les fréquents flux de ventre, l'inflammation d'intestins, accompagnent le roi partout où il va, mais ce fut surtout au Brouage (1) qu'il en souffrit ; traité là magnifiquement par le cardinal de Richelieu, il ne put toucher seulement un morceau, si grands étaient son manque d'appétit, son oppression, sa faiblesse ; d'où intervention du cardinal qui prie Louis XIII de s'en remettre à ses médecins : il est vrai que Richelieu lui-même ne prenait pas le temps de se soigner. Mais, dit Lyonnet, les représentations du cardinal et des médecins ne sont pas de notre sujet. Notre dessein est de montrer comment le roi a altéré son tempérament ; cependant comment ne

(1) Brouage, près de Marennes.

pas parler des tentatives de son premier médecin, et ne
pas dire qu'il a fait tout ce qu'il fallait pour sauver son
malade (ceci se trouve à la page 25, et, rapproché
d'autres passages, montre bien que la Brevis dissertatio
est une sorte de plaidoyer en faveur de Bouvard).

A la Rochelle le roi, surmené par les travaux de la
digue qu'il observe pendant trois semaines, a la goutte,
et est obligé de se retirer avant la fin de l'investisse-
ment; une fièvre ardente le tient, on le saigne.

1629. A peine de retour à Paris, il prépare l'expédition d'Italie. Arrêté à Suze il prend des lavements et ne
s'en trouve pas mieux. Le médecin en réfère au cardinal
qui décide le roi à se purger et à se faire saigner à
Valence (c'est probablement là que Lyonnet eut occasion de soigner Louis XIII). Débarrassé là de sa bile, il
se rend au siège de Privas, puis sur le conseil de son
médecin va se reposer à Saint-Germain et dans les
environs de Paris. Il est encore malade à Livry ; à la
suite d'excès à la chasse il a la goutte, et ne consent à
prendre que des lavements ; à Ecouen, comme il est pris
de syncope en dînant, il veut bien se purger ; mais à
cette seule idée il est couvert de sueur et frissonne ; il
se purge malgré tout et, fier de la victoire remportée
sur lui-même, en envoie message à la Reine-Mère. Il en
tire un grand soulagement et eut été guéri s'il eût
consenti à se purger encore ; néanmoins la joie qu'il
éprouve à la pensée de l'expédition de Savoie le tire de
ce mauvais pas.

Il se met en route pour l'Italie, toujours malade,
toujours sollicité de se soigner par les médecins qui
recommandent en vain les bains, le changement de
régime. A Grenoble il souffre des dents ; à Saint-Jean
de Maurienne on le saigne, mais il refuse les purgatifs ;

mal lui en prend, devant le danger il daigne se purger,
mais ne veut ni tisanes, ni pilules, ni poudres ; que
faire ? le voilà pris de fièvre ; et l'auteur fait cette
réflexion mélancolique : « Tel est le sort des médecins, on leur attribue les maladies qui se déclarent ;
tandis que tout ce qui tourne heureusement par suite
de l'application judicieuse de leur art, le public mal-
veillant l'impute à la nature ou au hasard seul. »
Un clystère dégage le roi, mais le laisse encore
faible, sans appétit, pâle, frissonnant et souffrant de
douleurs abdominales. Avant de passer les monts, il est
contraint de s'arrêter souvent ; il s'ennuie et chasse ;
d'autre part des troupes ne voulant pas traverser les
Alpes se soulèvent, si bien que le Cardinal, sur l'avis
des médecins, l'engage à retourner à Lyon. Le roi prend
un lavement, apprend la prise de Mantoue et la mort
du duc de Savoie ; tout cela est pour l'affecter, mais le
plaisir d'aller à Lyon et de s'y rencontrer avec une
noble demoiselle qu'il courtisait, très innocemment (1),
ranime sa gaieté, lui fait le front serein, colore son
visage ; le médecin en est complimenté. Mais ce dernier
reste soucieux, et se plaint aux Reines que le roi, ne
voulant pas se traiter depuis son départ de Paris, va
retomber malade, il les prie d'intervenir ; survient le
roi qui accuse son médecin d'être la cause de son mal.
Bouvard implore le cardinal. Peu de temps après la
maladie reparaît ; Louis se résout à se soigner, mais
remet la médication au lendemain. Le soir après son
dîner fièvre continue avec de grandes irritations dont
le siège était surtout la poitrine et le mésentère ; le sang

(1) De Pontis a dit de Louis XIII qu'il était « amoureux
depuis la ceinture jusques en haut. »

était échauffé mais moins chargé d'humeurs. Il semble,
vu les réflexions que fait ici l'auteur, qu'on accusa alors
les médecins d'impéritie et d'ignorance, mais il remarque victorieusement que Bouvard avait prévu ce
qui se produit.

La cinquième nuit, en effet, après quatre saignées, le
roi ayant encore l'estomac distendu prit trois lavements
dont il fut si soulagé, qu'on put dès lors prédire pour le
septième jour la fin de la crise; il fut néanmoins saigné
deux fois encore. Le jour suivant les courtisans prennent
peur; le roi a le délire, on lui rase la tête, on lui pose
des ventouses, on fait venir le viatique; Bouvard, lui, ne
partageait nullement cette crainte, mais pour ne pas
indisposer la cour contre lui, résolut d'administrer tous
ces remèdes, se disant que cela serait sans conséquence.
Sans autres symptômes le septième jour le roi transpire
abondamment. Comme on lui présentait dans une cuiller
de la poudre de bézoard (1), il la souffle dans les yeux de
celui qui la lui offrait, disant : A quoi bon s'en remettre
à des poudres pour ce que la nature peut si bien faire.
Après avoir sué ainsi trois fois, la fièvre l'abandonne,
mais il ne peut se reposer tant l'évacuation de la bile
l'irrite; il a des selles sanglantes. Il demande si ce sont
des tranchées; sur la réponse affirmative du médecin,
après une vaine tentative pour administrer un lavement
au lait, il consent à grand'peine à prendre « une once
d'un électuaire contenant une drachme de rhubarbe (2)».

Quelque temps après, comme ni le lait de chèvre, ni
les purgatifs ne pouvaient évacuer la bile du roi, en

(1) Concrétions calcaires qu'on trouve dans l'estomac, l'intestin et les voies urinaires des quadrupèdes.

(2) Once = 31 grammes, 25; drachme : le tiers de l'once.

examinant le siège, le médecin sent une tumeur dure,
douloureuse, et bien que le pouls n'indique pas la fièvre,
redoute une inflammation du rectum ou la dysenterie.
La fièvre vient accompagnée de flux de ventre ; tous
les quarts d'heure selles sanglantes, et ventre plus
distendu encore que de coutume. Bouvard mande ses
collègues en consultation ; les courtisans croient déjà
le roi mourant. Dans la nuit il rend dans ses selles 17 ou
18 palettes de sang ; lui-même prend peur, ses médecins le rassurent, le flux de sang ayant cessé. Néanmoins
il reçoit le viatique, après quoi il est saigné : en un
quart d'heure on lui tire 7 onces de sang ; il rend des
matières purulentes ; aussitôt la fièvre tombe, d'où l'on
conclut qu'un abcès caché dans l'intestin venait sans
doute de se vider, abcès que l'âcreté de la bile avait
engendré.

Peu après rechute, à cause de soucis : fièvre, sueurs,
naturellement saignée ; la fièvre tombe, et le roi allant
mieux, mais encore faible, se rend en chaise à Roanne,
en barque sur la Loire à Briare, en litière à l'endroit
illustre par la fontaine célèbre de Callirhoé, enfin à
Versailles puis à St-Germain. Suivent les remontrances
pathétiques que font au roi son premier médecin et
Guillemeau, auxquelles il répond, comme de coutume,
que les soucis du gouvernement s'accommodent mal
avec le régime et les soins qu'on lui prescrit.

Le roi demeure à Saint-Germain du mois de
septembre à février suivant, sans grand profit pour sa
santé, car ses excès amènent une grande faiblesse, de
l'insomnie, un manque absolu d'appétit, des vomissements et de la dyspnée. Le 2 *février* 1630 le P. Suffren
venu pour le confesser le trouve si faible qu'il ne pouvait
ni se tenir debout ni s'agenouiller ; il veut appeler

les médecins, mais le roi s'y oppose, disant que d'eux
vient tout le mal. Pendant trois semaines cependant
il va à peu près bien, mais à peine de retour à Paris,
les affaires l'appellent à Compiègne. En huit jours
il prend deux fois seulement de la tisane, on le purge à
Méru, le ventre étant distendu à crever. Le cardinal fait
alors part au médecin d'un horoscope concernant la
mort du roi ; celui-ci demande à Richelieu si c'est pour
l'éprouver qu'il lui rapporte cette prédiction ; du reste
le roi ne croit pas plus que lui à l'astrologie. Bouvard
prend occasion de cette communication pour insister
sur la nécessité qu'il y a pour Louis XIII de s'assurer
un héritier, et pour les grands de veiller au salut du
royaume et de décharger le roi du souci des affaires. Et
le départ est décidé pour le lendemain. De grand matin
levé ce jour-là, et plein d'allégresse à la pensée de
revoir la reine qu'il avait quittée depuis plusieurs mois
déjà, il entend la messe et court au devant d'elle. Il dîne
en route à Verberie (1), et ordonne qu'à Senlis on
prépare un seul lit pour lui et son épouse.

On pense alors qu'Anne d'Autriche a pu concevoir, et
le médecin lui recommande d'éviter la voiture ; cependant, sans tenir compte de cet avis, elle suit le roi à
Etampes. L'époque des règles de la reine était passée ;
elle accompagne encore le roi à Sens, se tient tranquille
pendant trois semaines et se soumet à l'observation de
Séguin, son premier médecin ; mais voilà tout à coup
les règles qui reviennent : avec elles s'en va tout espoir
de postérité. Bouvard cependant affirme qu'il ne voit
pas d'obstacle naturel, et que si le roi et la reine veulent

(1) Bourg à 16 kil. de Senlis.

G.

se prêter à ses prescriptions. Il se fait fort de leur faire
avoir de beaux enfants.

Louis va à Dijon, revient à Sens, dans le dessein de
partir pour Château-Thierry avec la reine. Là tomba
malade Mademoiselle de Hautefort, ce qui affecta
vivement le roi, et les humeurs de commencer à
s'amasser. Elle guérit cependant, et le roi résolut
d'aller à Metz. Il fit route par Vic, Moyenvic et Marsal ;
mais là il chasse, fait ses excès habituels, tousse, prend
clystère, et se retire à Metz pour se faire soigner (1632).

Il fut alors tenu consultation par les médecins, où
furent Seguin, premier médecin de la reine, Citesius (1)
médecin du cardinal, et trois autres : Gorreœus, Cico-
tius et Baralius, médecins lors en quartier ; sur leur
avis le roi fut purgé, saigné et baigné. On consigna
alors par écrit les soins que devait prendre le roi ; on
lui prescrivit un régime, des lavements, de la tisane, du
lait d'ânesse et aussitôt que possible les eaux de
Forges ; mais lui s'en tint à un ou deux clystères, à la
saignée, à une seule tasse de tisane. Tant qu'il fut à
Metz, il fut triste et faible, le ventre tendu, la face
livide. Il prépare son départ pour Saint-Germain et
Versailles, où il se propose de chasser et de passer
gaiement le carnaval. Le médecin comme toujours

(1) *Citois* (François), né à Poitiers en 1572, étudia la médecine à Montpellier, et y reçut le doctorat en 1596 ; il exerça
d'abord à Poitiers, puis se rendit à Paris où Richelieu le
choisit pour son médecin ; il retourne ensuite à Poitiers, où
il mourut en 1652, doyen de la Faculté. Il a laissé entre autres
ouvrages un traité sur la colique du Poitou : « De novo et
populari apud Pictones dolore colico bilioso diatriba. Poitiers,
1616, in-12. »

s'ouvre de ses craintes au cardinal, qui lui promet son appui.

Le jour des cendres le beau temps attire à la chasse le roi ; mais à peine a-t-il déjeuné qu'il tombe exténué sur une couverture, après une évacuation de bile. Le médecin mandé en toute hâte demande s'il a vomi ; pas encore, mais les vomissements ne se font pas attendre. Bouvard ayant examiné les déjections rassure le roi et le prince de Condé ; cependant malgré lavements fortifiants et réfrigérants, toute la nuit la fièvre le dévore. On fait part de la maladie à la reine et au cardinal ; au matin on saigne le roi, et Bouvard demande une consultation ; on choisit Seguin et Brunyer, premier médecin du duc d'Orléans. Mais lorsqu'ils arrivent la fièvre avait cessé, le flux du ventre aussi ; on décide que le malade doit se purger, prendre les eaux de Forges, boire du lait d'ânesse, suivre un régime : tout ce qu'on avait déjà prescrit à Metz. Après une deuxième purgation, qui le débarrasse de quantité de bile, le roi revient à Paris sans que rien paraisse de sa maladie.

Il souffre beaucoup ensuite d'un voyage qu'il est obligé de faire à Narbonne, et revient en toute hâte à Versailles. Ici l'auteur justifie le premier médecin des reproches que lui firent ses collègues, d'ordonner au roi de l'eau de chicorée et de l'eau d'orge, au lieu d'eau acidulée ; ce qui prouve bien encore que sa dissertation est une apologie de Bouvard. Quoi qu'il en soit, Louis, qui s'était transporté à Chantilly, souffre cruellement de la goutte à un pouce du pied droit ; il a des hémorrhoïdes et tousse, on le saigne trois fois, on lui arrose le pied d'eau tiède. La goutte le laissant en repos, à peine purgé, il va à la chasse, d'où rechute grave. Ici encore, comme presque toujours, le cardinal intervient, tient consultation avec les médecins ; bref après saignée et purgation le roi guérit, mais pendant deux mois à Chantilly il fut purgé tous les jours, car s'il cessait un jour, il défaillait.

1633. — En ce temps se répandent des prédictions concernant la vie du roi ; des courtisans proposent au cardinal de la Valette de présenter à Louis XIII un charlatan qui se fait fort de le guérir ; le cardinal repousse avec indignation cette proposition.

En juillet, à la suite d'une consultation tenue en présence du cardinal, le roi prend les eaux de Forges ; mais le temps est si mauvais qu'il s'ennuie, et s'en va (1). Pour ne pas interrompre le traitement, cependant, il va le continuer à Chantilly. Les eaux agissent et, dès le premier jour, il rend avec peine des urines chargées de graviers ; quinze jours durant il prend les

(1) *Forges-les-Eaux*, en Normandie ; une des sources est recommandée pour les affections utérines et la stérilité ; une autre pour les maladies des voies urinaires ; on a même appelé Forges le Contrexéville normand.

Sur un plan de Forges au XVIIe siècle, on voit indiquée la maison où logèrent le roi Louis XIII et Anne d'Autriche. Ils y avaient déjà fait un séjour en 1632 ; Richelieu était du voyage, il les accompagnait pour se rétablir d'une gravelle dont le caractère était devenu si alarmant en 1632 qu'on avait cru sa mort prochaine, lors d'un voyage à Bordeaux (Renaudot). Anne d'Autriche fit usage des eaux de Forges en 1633 à 1638, avant de donner naissance à Louis XIV. Il ne faut pas oublier que Bouvard était intendant des sources thermales.

Voir *Nouveau système des eaux minérales de Forges*, par J. Larouvière, médecin du roy, 1699, réédité par le D^r Ch. Thomas-Caraman, Paris, Doin, 1886.

eaux, et avec tant de succès qu'il affirme ne s'être de
quinze ans si bien porté.

1634. — Les affaires de Lorraine le réclament, ainsi
toujours la politique contrarie le soin de sa santé. Il va
à Nancy, à St-Quentin, à Péronne. A St-Quentin survient
un accident : le roi a le ventre ballonné et se purge : au
matin il a besoin d'aller à la garde-robe, se contient et
sort ; il ne satisfait que tardivement l'envie qui le presse;
d'où fièvre et saignée. Obligé de retourner en Lorraine,
il est pris de la goutte sur le chemin de Châlons et la
saignée ni les clystères ne font rien ; on le purge. A la
fin de cette année il se tient à Chantilly, où il prend
les eaux de Forges, se purge et boit du lait d'ânesse ;
il se porte aussi bien que possible, attribuant au lait
d'ânesse le bien qu'il éprouve : il continua d'en boire
trois ans, tant que sa santé se raffermit tout à fait.

CHAPITRE IV. — Le roi est prévenu par son médecin
qu'il peut à présent espérer donner un héritier à la
couronne ; et, en effet, la prédiction se réalise et un
dauphin naît heureusement le 5 septembre 1638. Environ trois mois plus tard fut conçu le duc d'Anjou qui
vit heureusement le jour aussi (1640). Pendant que se
passait tout cela, le roi était tourmenté, ne pouvait
tenir en place, et son inquiétude avait pour résultat
l'insomnie, la fièvre, des accès de goutte. Les jours qui
précédèrent la naissance du Dauphin, la fièvre tierce
le tint ; il en supporta trois accès, fut à l'accouchement
dont l'issue heureuse lui rendit la gaieté ; trois saignées
et de la tisane arrêtèrent les sueurs, et une purgation
le débarrassa de tout mal. Ce qui le guérit surtout fut de
savoir le dauphin et la reine en bonne santé ; dans ces
conditions il fut à Chantilly ; ici digression sur les soins
donnés au Dauphin, dont nous avons déjà parlé en

analysant l'ouvrage de Louis. Le changement de nourrices préoccupa le roi, il s'affecta et fut obligé de prendre les eaux de Forges.

Chapitre V. — A Chantilly, le roi, pris par la goutte (1), souffrit de son genou gauche où il n'avait jamais eu de mal auparavant : deux saignées, mais malgré les observations de son frère et du cardinal, il ne veut pas se purger, il prend un peu de tisane seulement.

Vers ce temps il va à Montreuil, à Hesdin, voyage, se fatigue, si bien qu'il lui vient une tumeur et qu'il sent l'atteinte de ses maux d'autrefois. Il avait quitté l'usage du lait, il faut le purger, à chaque halte il prend un lavement. A Dijon il a des tranchées, et est obligé de s'arrêter un jour. A Nuits il rend des matières sanguinolentes, et grâce à la tisane il évacue de la bile en abondance. De même le jour suivant ; mais sur la route il est pris par la pluie, et enfin il arrive à Chalon-sur-Saône, les membres transis, pâle, sans forces ; la fièvre le saisit et l'arrête huit jours : deux saignées et une quantité de lavements ; le quatrième jour la fièvre tombe, on le purge, et il rend encore beaucoup de bile.

Ici se place un épisode par lequel on voit que les courtisans reprochaient aux médecins de trop purger le roi et de ne pas le laisser manger assez. Bouvard tente de se justifier devant Richelieu, qui l'exhorte à faire son devoir sans se soucier de ce que dira le roi, de ce que pensera la Cour. Aussi après le départ du Cardinal, le médecin n'hésite pas, malgré la faiblesse du malade, à lui faire administrer un lavement ; le roi le rend tout pur, se fait servir à déjeuner, et manquant d'appétit s'en prend à son médecin, quand

(1) Arthritidis acerbissimi dolore.

tout à coup le remède fait effet, et le roi évacue de la bile à foison, si bien que le sommeil, la gaieté et la force lui reviennent aussitôt. Louis s'étant levé le lendemain de grand matin prie, déjeune et s'embarque sur la Saône : c'est alors qu'il écrit à la reine son retour à la santé, lui disant qu'il s'est rétabli grâce à la nature, car les médecins n'y ont rien vu ; c'est du moins ce qu'il a affirmé tout haut avoir écrit.

La venue de son grand écuyer Cinq-Mars le comble de joie, et il fait bonne chère tant à Grenoble qu'à l'aller et au retour de cette ville. Cela lui servait de contrepoison à ses ennuis et à ses inquiétudes, mais lui préparait bien des maux. Le roi donc envoie au diable son régime, son lait d'ânesse, ses eaux de Forges, et son médecin avec !

Dans la suite de ce chapitre Lyonnet suit le roi dans ses pérégrinations et dit simplement que de temps en temps on le purgeait mais avec des médicaments trop faibles, que d'ailleurs il ne buvait plus d'eaux minérales ni de lait d'ânesse. À l'époque où fut décidée l'expédition du Roussillon, il dut être purgé, et sitôt arrivé à Compiègne fut obligé de reprendre ses médicaments. Vers ce temps, et à Paris, se place une conférence qui eut lieu entre le roi, Richelieu et Bouvard ; on craignait que Louis ne devînt hydropique : le premier médecin assure que ce danger n'était pas à craindre ; et connaissant l'aversion de son malade pour les eaux et le lait il lui ordonne du bouillon de veau (aqua vitulina), qui fait bon effet. Comme, peu de temps après, Bouvard s'efforçait de détourner le roi de suivre l'expédition du Roussillon à cause de sa santé, il se fâcha et lui dit que, sans doute, il avait lui-même envie de rester à Paris.

Chapitre VI. — *Expédition de Perpignan.* Parti en

février 1642, le roi qui se rendait à Narbonne est pris par la goutte à Bagnolii (1) et arrêté malgré lui trois jours à Frontignan, où il se fit saigner deux fois. D'autre part, il souffrit horriblement, à cause de la bile, d'une inflammation de l'anus ; de tous les remèdes qu'on lui appliqua il ne sentit quelque bien que lorsqu'il fut près de Narbonne (2). C'est alors qu'il consentit pour la première fois à prendre de la casse pendant un mois et demi. Des premiers jours de mars jusqu'à Pâques il souffrit cruellement et ne dormit pas ; il avait en effet le siège tout enflammé, à l'intérieur et au dehors ; il tirait quelque soulagement d'injections de lait d'ânesse et de fomentations de bouillon-blanc ; mais bientôt la bile apparaissait de nouveau, témoignant qu'il y avait un ulcère plus haut dans l'intestin.

Il quitte Narbonne sur les conseils de Cinq-Mars et se dirige sur le Roussillon. Bouvard, là encore, intervient pour qu'il ne pousse pas plus loin ; Cinq-Mars à ce sujet a une altercation avec le médecin. Le roi cependant arrive au camp, où, après un peu de mieux, il tombe malade ; son abdomen est distendu, il ne veut pas prendre de casse. A la nuit, sous l'aiguillon du mal, il consent à absorber médecine, et la tension du ventre diminue ; il prend de la casse et un bouillon aux herbes, ce qui le dégage encore un peu ; sur le soir il a des frissons accompagnés d'un peu de fièvre et d'un léger flux de ventre ; toutes les fois qu'il se lève, il a la pâleur d'un mort ; au lever du jour, il se plaint de vives douleurs.

(1) Peut-être Bagnols (Gard).
(2) Apud Volcas, chez les Volques ; les Romains appelaient ainsi les peuples de la Narbonnaise.

Bouvard voit qu'un abcès se forme et prescrit une
saignée ; il prévient le cardinal et convoque les médecins ordinaires de service. La saignée n'abat pas la
fièvre, ni ne diminue les symptômes ; après un jour et
une nuit les frissons reviennent ; on en augure la rupture de l'abcès, du séné est préparé. Une autre nuit
s'étant passée, Bouvard écrit de nouveau au cardinal,
lui demandant de presser l'arrivée des médecins ; pendant ce temps le roi ayant pris une ou deux tasses de
tisane, eut une selle dont on augura bien : mais la
fièvre continuant fit saigner le malade de nouveau ;
après quoi il rendit une grande quantité de bile, ce
qui fit tomber la fièvre et revenir les forces. Bouvard
rapporte aux autres médecins ce qu'il avait fait ; peu
après le roi rendit dans une selle de petites membranes sanguinolentes, d'où les médecins conclurent
qu'il y avait une lésion dans le mésocolon, mais ils con-
vinrent de n'en pas faire part au roi pour ne pas
l'effrayer. Pendant quinze jours, à la grande surprise
des médecins nouveaux venus, le roi rendit ainsi de la
bile et du pus. Aussi tous furent d'accord de le purger.
Lui, frappé de rendre tant de bile en demande la cause
à Bouvard qui en accuse l'abandon fait par Louis XIII
de ses tisanes depuis deux mois : la casse n'avait pas
assez de force, disait-il, pour combattre la bile.

Les médecins commencent à désespérer de la vie du
roi, et le premier médecin se décide à lui conseiller le
retour. Il ne veut rien entendre, mais souffre le martyre ;
il ne sait comment se tenir, l'appétit et le sommeil le
fuient, la faiblesse gagne d'heure en heure. A ce moment
de diverses provinces vinrent au roi des lettres de
médecins conseillant divers traitements ; et l'auteur
se vante d'avoir alors ainsi conseillé les eaux du Vigan

et du Pont du Gard (1). Le roi défère à ces avis, et boit
des eaux ; mais voilà qu'au bout de sept semaines le
ventre enfle de nouveau, la faiblesse revient avec la
fièvre ; on reprend la tisane. A la Pentecôte pour se
confesser et communier, le roi peut à peine se tenir
à genoux, même il ne touche pas les écrouelles. Il consent alors à s'en retourner ; les médecins préfèrent
attendre, car ils craignent un nouvel abcès ou un nouveau flux de bile ; ils prescrivent une purgation pour
le lendemain, qui produit du mieux : le ventre se
dégonfle, et la bile est rejetée. Le lendemain le roi veut
se mettre en marche ; on craint pour lui les cahots d'une
voiture, on prépare une litière, qu'il refuse de peur
qu'on ne le croie mort ; le malheur voulut que le chemin habituel de voitures fut couvert par la marée, de
sorte que le pauvre malade dut prendre par une route
détestable, qui lui causa mille maux. Arrivé à Sigean il
était si défait qu'il faisait à tous pitié : il passa la nuit
blanche.

A Narbonne le roi apprend la conjuration de Cinq-
Mars et s'en montre affecté. Après un arrêt d'un jour,
il va à Bliteras (2) où, souffrant cruellement de son flux
de ventre, il se persuade qu'il va mourir. Jusqu'à Frontignan cependant tout alla bien : le voyage se faisait
par bateau, mais de Frontignan à Monfrenium (3), les
souffrances furent terribles, le trajet se faisant par terre.
C'est alors que, prenant un lavement pour atténuer la
douleur, il souffrit tant qu'il résolut de ne plus jamais
se laisser traiter ainsi, et s'il n'avait été arrêté par la

(1) Vindomago urbi, et Ponti-ad-Gardonium.
(2) Peut-être Béziers (Biterras).
(3) Monfrin (Gard), source d'eaux minérales froides.

crainte de Dieu, il se fût tué aux yeux des médecins. Arrivé à Montfrenium, il boit de nouvelles eaux (1), et cela calme son irritation d'intestins.

Le cardinal députe auprès de lui son premier médecin pour avoir de ses nouvelles ; le jour suivant il se rend en voiture à Tarascon ; dans le carrosse monte Richelieu, et le roi couché sur un lit a, avec son ministre, un entretien à l'issue duquel Louis XIII demande à Bouvard de ne pas lui cacher la gravité de son état. Celui-ci avoue que le mal est grave, mais non sans remède.

Revenu à Montfrin, le roi dormit très bien : à mesure d'ailleurs qu'il approchait de Lyon, la santé lui revenait ; la tranquillité était le meilleur remède pour lui ; avec cela il se prêta à un régime, de sorte que peu à peu son mouvement de bile se calma, l'inflammation du siège disparut, ses ulcères se durcirent, l'appétit revint, avec le sommeil et les forces. Il joue à la paume avec plaisir, et bien s'en trouve ; de même des promenades qu'il fait dans la campagne une fois arrivé au palais célèbre par ses eaux limpides (Fontainebleau).

De tout ce qui précède, Lyonnet conclut en faveur de sa thèse : voyez, dit-il, comme la santé du roi décline quand le régime qu'il suit est mauvais ; voyez comme les forces lui reviennent dès qu'il se soigne.

CHAPITRE VII. — A Fontainebleau le roi et le cardinal se rencontrèrent, d'où le premier fut à St-Germain, et l'autre à Paris puis à Rueil, et la mort empêcha toute nouvelle rencontre.

(1) Mainensium, peut être faut-il tout simplement entendre des eaux magnésiennes.

Un matin Bouvard visitant Louis XIII surprit une fièvre très forte, alors qu'il n'attendait rien de tel, et trouva le roi très abattu ; il essaya de lui rendre courage ; à quelque temps de là Richelieu meurt (4 *déc.* 1642). Le roi avait envoyé Bouvard à son chevet ; à son retour, pendant trois jours, de sa propre initiative il prend du lait, mais sans profit. Cependant il change totalement sa manière de vivre ; il choisit son temps pour chasser, mange peu et des mets simples, du poulet souvent, boit de l'eau d'orge bouillie avec de la racine de chicorée, aromatisée avec de la réglisse ou du citron ; il en prend au réveil deux ou trois tasses de demi-heure en demi-heure, trois heures avant son repas.

La mort du Cardinal donne à réfléchir au roi ; il se soigne et, pour se distraire du repos forcé, jardine et fait des confitures ; mais le mal tenait bon. Bouvard cependant ne sachant où la bile le tourmentait, pour chercher s'il y avait lieu de le purger ou non, lui ordonne du lait d'ânesse dont il s'était si bien trouvé autrefois. Le roi en but une tasse, alors qu'il avait coutume d'en prendre deux ; elle ne laissa pas cependant que de faire effet, mais le malade eut des tranchées, et à la nuit rendit de la bile. Des gargouillements se faisaient entendre dans l'abdomen ; la purgation est décidée, et en conséquence le patient est prévenu de manger peu. Au souper le roi se sent en appétit d'abord et mange des épinards, puis sa faim disparaît ; le lendemain après une bonne nuit il prend une infusion d'orge ; deux heures après il vomit ses épinards et rend des matières blanches et fétides. La fièvre le prend, pendant trois semaines les selles sont copieuses, de couleur cendrée, fétides, et on y observe du pus ; comme on avait fait autrefois en Roussillon, on diagnostique un abcès ; cependant la fièvre étant tombée, on renonce à la saignée.

Les médecins pensent que cet abcès a pris naissance vers le temps de la mort du cardinal ; le roi au contraire estime que c'est le même dont il a souffert en Roussillon ; on ordonne de la tisane d'orge et de chicorée avec du séné, mais le malade s'en étant aperçu revient à sa tisane accoutumée. Après trois semaines, son flux de ventre s'étant calmé, il parut aller mieux, quand tout à coup il rendit de la bile mélangée à du pus, de la grosseur d'un œuf, cela pendant deux ou trois jours, tout comme à Perpignan.

Suit une apologie du médecin qui a traité le roi et qui, dit notre auteur, avait pris toutes les mesures pour prévenir cette maladie. Bouvard cependant a fait part à la reine du danger couru par son époux. Celui-ci a l'abdomen enflé, se sent si mal qu'il consulte les hommes de l'art sur la gravité de son état afin de prendre des dispositions et de régler ses affaires tant politiques que privées. Bouvard répond qu'il n'y a pas péril, qu'il va le purger afin de donner cours aux eaux ingérées qui ne peuvent sortir ; et que, surtout, le roi ne se tourmente pas. A midi, après avoir rendu par trois fois une grande quantité d'humeurs, il se sent mieux, se calme, se purge et rend les eaux qui le faisaient souffrir. Le lendemain, le premier médecin voyant la fièvre revenue, sollicite une consultation ; le roi déclare vouloir se contenter des médecins qui l'assistent et qui connaissent son tempérament. La fièvre cède à une double purgation, une saignée ensuite ; mais ce qui fit surtout du bien c'était la tisane ; c'était même le seul remède que le roi voulût prendre, car il avait en horreur tous les aliments liquides que l'on a coutume de donner aux malades : jus, bouillons, etc.

Après sa purgation le roi donc se trouva mieux, mais ce fut seulement un répit momentané ; on était alors au commencement d'avril (*le 1ᵉʳ*). A midi, Louis a la fièvre, frissonne ; le lendemain l'accès se montre moins fort, et on évite la saignée. Cependant malgré les objurgations de ses chapelains et de son confesseur, le vendredi suivant, il ne veut prendre du jus de viande, et se contente d'un œuf au verjus. La fièvre reparait plus forte, il rend des matières fétides ; on le saigne le samedi et la fièvre diminue.

Trois mois avant sa maladie, Bouvard avait observé une toux sèche chez le roi, et en avait conclu à un abcès au poumon, ce qui dans les circonstances présentes pouvait accélérer la mort. C'est pourquoi le médecin prévint la reine du danger.

Le roi met ordre à ses affaires ; déclaration du 19 *avril* ; le mercredi, il reçoit le viatique, quoique ayant été contraint de boire la nuit ; le jeudi il reçoit l'extrême-onction. Les médecins lui font boire du lait, et il rend des humeurs grasses, bilieuses, verdâtres, d'où il éprouve un soulagement. Ceux qui ne savaient pas combien le roi était atteint en conçoivent de l'espérance ; les médecins en profitèrent pour l'exhorter à prendre de la nourriture. Louis, bien que résigné à mourir, se reprend presque à espérer et appelle en consultation trois médecins de Paris : De la Vigne et Moreau auxquels il permet d'adjoindre Vautier, autrefois médecin de la Cour, et qu'il connaissait. Ceux-ci ne se compromettent pas, se contentant d'approuver ce qu'a fait le premier médecin.

Trois semaines cependant se passent ainsi, pendant

lesquelles le malade ne prend guère que « e rosis tinc-
turam oxyacanthæ succo elicitam ». Le lait ne suffisait plus à évacuer sa bile, on résolut de lui donner un
purgatif. Ce fut toute une affaire de le lui faire prendre,
néanmoins il s'en trouva assez bien, si ce n'est qu'il
toussa pendant la nuit, ce qui effraya Bouvard qui con-
jecturait un abcès au poumon.

Quelques jours plus tard on purge de nouveau le roi.
Le médecin craint toujours une rupture du poumon;
en effet le même jour, vers le soir, le malade se met à
tousser; et la toux n'est plus sèche et intermittente, mais
humide et continue; il crache beaucoup « d'où l'on per-
çut très nettement qu'un abcès s'était crevé ». La gorge,
le palais, la langue enflent aussitôt, et le roi ne peut
plus ni boire ni manger, ses selles montrent qu'il est
réduit à avaler le pus de son abcès ; enfin la fièvre augmente sur le soir, avec des frissons, et bientôt est au paro-
xysme. Les médecins désespèrent et ordonnent « un
magistère de perles », pour prescrire quelque chose.

Vers le soir, le roi s'étant assoupi est réveillé par un
éclat de voix de son confesseur, il s'emporte et, n'osant
s'en prendre au Père, il se rejette sur son premier médecin et lui dit des choses fort dures. Le lendemain
cependant il s'excuse et déclare qu'il se repent d'avoir
été si violent. Le jour qui fut le dernier jour du roi, il
n'avait rien pris depuis vingt-quatre heures ; ayant
interrogé Bouvard sur ce qu'il y avait à faire, celui-ci
lui répond que le seul moyen de prolonger sa vie
était de manger ; le malade prend un bol de gelée
(gelatinæ), puis demande à son médecin ce qu'il lui reste
à vivre ; on lui répond que sa dernière heure est venue.
Louis voit approcher la mort sans crainte et meurt
bientôt entouré de sa famille en pleurs.

Le lendemain on fit l'ouverture du corps, pour l'embaumer et faire l'autopsie. Voici ce que nous savons, dit Lyonnet ; l'estomac fut trouvé plein de bile verdâtre, noirâtre, où il y avait un ver ; les intestins étaient blancs, le mésentère perforé de-ci de-là d'ulcères dont le pus emplissait l'abdomen, et au milieu duquel les intestins nageaient. Ceux-ci, très gros en divers endroits, avaient perdu leur enveloppe interne ; du côlon ouvert, du pus s'écoulait dans le rectum. Le foie était jaune, maigre, desséché, sa tunique crevassée, déchirée ; la partie supérieure d'un poumon rompue et détruite par un abcès.

Chapitre VIII et dernier. — Il est analysé par Louis dans son mémoire.

Tel est ce curieux ouvrage de Lyonnet ; on voit qu'il est écrit par un médecin soigneux, un bon observateur, sinon un parfait thérapeute. Il a le grand mérite d'exposer exactement l'opinion de Bouvard, et c'est pour cela que nous nous y sommes arrêtés si longuement.

Sitôt paru, il provoqua une réponse anonyme, mais dont l'auteur est facile à reconnaître. C'est une pièce en latin de 23 pages in-8° sous forme de lettre, sans lieu d'impression, et datée Cal. Febr. MDCXLVII ; elle a pour titre : *Francisco Valterio archiatron* (1) *comiti, Guillelmus verus*. On n'en trouve aucune indication, ni dans Eloy, ni dans Dezeimeris, ni dans Choulant, ni dans Lelong, ni dans Haller ; Pauly seul le cite après l'ouvrage de Lyonnet sous le nom de Verus (Guillelmus) et le qualifie : contre l'ouvrage précédent. On peut certainement l'at-

(1) Archiater, archiatre, médecin du roi. Archiatron comes, titre réservé au seul premier médecin du roi (Chomel).

tribuer à Charles Guillemeau, quoique, dans le cours de
la lettre, lorsqu'il parle de lui, il écrive son nom Guille-
maeus et non Guillelmus ; mais on y reconnaît bien
son style grossier et ses procédés de polémique inju-
rieuse ; puis ce seul fait que Lyonnet fût médecin de
Montpellier suffisait pour que Guillemeau l'attaquât
comme il avait fait pour Courtaut. Vautier cependant
aussi était de Montpellier, mais il venait d'être nommé
premier médecin de Louis XIV, en 1646, à la mort de
Cousinot, gendre de Bouvard, tandis que ce dernier
était en disgrâce ; il était bien naturel qu'un médecin
de cour se tournât du côté du soleil levant.

Cette lettre a pour but de réfuter la dissertation
de Lyonnet : au début, l'auteur se demande « comment
il peut y avoir, chez des hommes, une audace assez
grande, une témérité assez profonde, une effronterie
assez intense, et un jugement assez dépravé pour oser,
non seulement étaler en public les maladies des Rois,
mais encore soulever des questions que toi (Vautier),
homme éminent tant par ta science que par ton usage
des cours et ta merveilleuse habileté politique, tu as
toujours jugé à propos de cacher et même d'envelopper
d'un silence éternel et religieux ».

Puis pourquoi, continue-t-il, vouloir prouver ce que
personne n'a jamais mis en doute. Il estime ce livre
« farci de mensonges les plus éhontés, d'impostures, de
fourberies et de mauvaise foi ; on y trouve, comme en
un parfait testament de Bouvard, (plaise aux dieux que
ce le soit !), ses forfaits et ses complaisances envers le
roi Louis XIII, exprimés et peints sur le vif ».

C'est en même temps un plaidoyer *pro domo sua*. Qui,
dit-il, à cette époque, a soigné le roi, si ce n'est Guillemeau ? Il était là, en effet, avec Bouvard ; pourquoi

donc ne louer que Bouvard seul, Guillemeau aussi
méritait bien des éloges. (Scrupuleuse modestie, mais
qui n'était pas rare à cette époque, Bouvard en faisait
autant à l'occasion.)

C'est lui, Guillemeau, qui a donné la bonne impul-
sion au traitement du roi, en s'opposant aux saignées
que lui voulait toujours pratiquer son premier médecin;
du reste il l'a entendu aussi de la bouche même de
Chicot et de Baral : s'ils n'avaient pas, à Perpignan,
empêché de saigner le roi, jamais le pauvre monarque
ne serait arrivé vivant à Paris, car Bouvard le saignait
sans rime, ni raison (1).

Il finit presque par dire que c'est à Bouvard qu'il faut
attribuer la mort du roi ; puis, en terminant son acri-
monieux libelle, il laisse percer les sentiments secrets
qui l'animaient contre l'ancien premier médecin : il en
veut beaucoup au livre de Lyonnet, qui aurait la prétention de remetire en lumière Bouvard que l'univers,
heureusement, commençait à oublier.

Ce factum de Guillemeau n'apporte aucun document
nouveau pour nous sur la santé de Louis XIII, mais il
est particulièrement curieux dans sa forme et son expression virulente ; il prouve une fois de plus que la
terrible *invidia medicorum* est vieille comme le monde;
de telles polémiques ne sont malheureusement pas le
propre du seul dix-septième siècle.

(1) A rapprocher de ce qu'on lit dans les *Archives curieuses*
2ᵉ série, t. V, p. 63 : on y prétend que, dans l'espace d'un an,
Bouvard fit saigner le roi 47 fois, lui fit prendre 212 méde-
cines, et 215 remèdes !

LES MÉDECINS QUI APPROCHÈRENT LE ROI

Nous nous proposons maintenant, avant de reprendre les maladies de Louis XIII, pour en faire la discussion médicale, et tâcher d'en tirer des conclusions, c'est-à-dire un diagnostic, de faire rapidement connaître les principaux médecins qui furent appelés à donner des soins au roi : plusieurs d'entre eux sont presque ignorés, d'autres au contraire ont laissé un certain renom, et leur biographie ne manque pas d'intérêt.

Lyonnet (1) (Robert), est né au Puy en Velay, *Anicii Velaunorum* ou *Podium Anicii*; cette ville est ainsi appelée de la montagne d'Anis sur laquelle elle est située et dont elle portait autrefois le nom. Quelques biographes, trompés par la ressemblance des mots, ont cru Lyonnet et quelques autres de ses compatriotes natifs d'Annecy en Savoie ; mais ce médecin, quoiqu'il parle rarement de lui même, dans sa Loimographia apprend cependant qu'il avait fait ses études à Toulouse et à Montpellier ; il se dit expressément sujet du roi de France, et cite fréquemment les bourgs, châ-

(1) V. Michaud, *Biographie universelle*, t. XXV, p. 563.

teaux, et même les ruisseaux des environs du Puy. Il
fut médecin consultant du roi Louis XIII. La peste qui
désola sa patrie en 1629 et 1630 lui donna occasion de
faire des observations sur ce fléau. Quelques années
après, il publia un ouvrage, fruit de ses recherches et
de ses réflexions, qu'il dédia à Charles Bouvard. Il a
pour titre : « Roberti Lyonnet aniciensis, consiliarii
medici regii Λοιμογραφία, seu reconditarum pestis et con-
tagii causarum curiosa disquisitio, ejusdemque metho-
dica curatio. Lyon. Prost. 1639 », in 8° de 376 pages.

Cet écrit sur la peste est divisé en 56 chapitres, et
d'un style correct. On a aussi de lui la *Brevis dissertatio* que nous avons analysée.

Il fut doyen de la Faculté de Valence, et c'est probablement lors d'un passage du roi dans cette ville qu'il
eut l'occasion de lui donner des soins et de faire la connaissance de Bouvard.

C'est tout ce que nous savons sur Lyonnet : les dic-
tionnaires d'histoire médicale ne parlent pas de lui.

GUILLEMEAU (1) (Charles), (1588-1656), fils de Jacques
Guillemeau, qui mourut en 1609 ; il fut, comme son
père, chirurgien ordinaire du roi et membre du Collège
de chirurgie de Paris; né en 1588, il se distingua de
bonne heure par l'enseignement de l'anatomie. Devenu
dans la suite premier chirurgien du roi Louis XIII, le

(1) V. Moreri, *Dictionnaire*; Dezeimeris, *Dictionnaire histo-
rique de la médecine ancienne et moderne*, Paris 1834; Eloy,
Dictionnaire historique de la médecine ancienne et moderne,
Mons 1778 ; Haller, *Bibliotheca medicinæ practicæ*, Berne et
Bâle 1777 ; van der Linden, *De scriptis medicis*, Amsterdam
1662.

titre de chirurgien ne suffit pas à son ambition ; il se
mit sur les bancs de la Faculté et se fit recevoir docteur
en médecine (1626). En 1634 il fut élevé aux honneurs
du déeanat ; il eut à soutenir en cette qualité les droits
et prérogatives de la Faculté de Paris contre les préten-
tionsde Montpellier, dont Courtaud était alors le principal champion. Guillemeau le poursuivit de ses écrits
et l'accabla d'injures. Il mourut le 21 octobre (Chomel)
ou novembre 1656; il est auteur des ouvrages suivants :

Traité des abus qui se commettent sur les procédés
de l'impuissance des hommes et des femmes. Paris, 1620,
in-8° de 42 pages.

Suite du traité de la grossesse et accouchement,...
etc., de Jacques Guillemeau. Paris, 1621.

Histoire des muscles du corps humain, dans les
œuvres de Jacques Guillemeau.

Ostémyologie ou discours sur les os et les muscles.
Paris, 1615, in-8°.

Aphorismes de chirurgie. Paris, 1622, in-12.

Cani injurio, sive curto fustis, hoc est responsio pro
seipso ad alteram apologiam impudentissimi et impor-
tunissimi Curti, Mostpell, canis cellarii, hoc est Joh.
Courtaud Med. Monspeliens, Paris, 1634, in-4°.

Defensio altera adversus impias, impuras et impu-
dentes tum in se, tum in principem medicinæ, Scho-
lam parisiensem, anonymi copreæ (nominatione Joh.
Courtaud medici monspeliensi) calumnias ac contume-
lias. Paris, 1655, in-4°.

Margarita, scilicet e sterquilinio cloaca Leonis ζθιεν
Cotyttii Baptæ spurcidici, barbari, solœsistæ, imo
holobarbari, holosolœci, verberonis curti (sive ejusdem
Joh. Courtaud, med. monspeliensis), idem Heroardi,
verissimi aniatri indignissimi, quot fuerunt, archia-

tri, ut vulgo loquuntur nepotis purulentiæ, ad stolidos,
lividos, indoctos, absurdos ejus amatores, admiratores,
buccinatores et infamis operæ deribitores. Paris, 1655,
in-4°.

Guy Patin parle de Guillemeau avec éloges ; mais
Gœlicke, qui le cite dans son histoire de la chirurgie,
le traite bien différemment ; il le blâme hautement pour
avoir écrit des livres injurieux contre Jean Courtaud ; il le déclare même « indigne de la place qu'on
lui donne parmi les médecins de son temps ». Les titres
seuls des ouvrages que nous venons d'énumérer justi-
fient les reproches de Gœlicke, dont l'esprit ne goûtait
pas cette satire mordante, qui faisait les délices de Guy
Patin. Du reste, dans cette voie de libelles injurieux
contre la faculté de Montpellier, Guillemeau ne s'engagea pas seul : Jean Riolan, René Moreau et Guy Patin
lui-même le suivirent.

Si l'on juge du fonds de ses ouvrages par les titres,
on est en droit de croire que l'auteur y a rassemblé
tout ce que la fureur peut imaginer d'injures ; nous en
avons encore vu un exemple dans la réfutation de la
dissertation de Lyonnet dont nous avons donné une
courte analyse, et qui est adressée à Vautier.

Haller signale encore la part qu'il prit à deux disser-
tations, toutes deux sur la dysenterie. La première de
ces « disputationes » eut lieu entre Charles Bouvard et
Charles Guillemeau, en 1626, à Paris, sous le titre : Non
e dysentericis adstringentia. L'autre, de Charles Guillemeau et Guillaume Petit : E dysenteriæ utraque eva-
cuatio, est de Paris, 1644.

On a encore attribué à Charles Guillemeau une thèse
qu'il présida en 1648 sur ce sujet : « La méthode
d'Hippocrate est-elle la plus certaine, la plus sûre et la

plus excellente de toutes à guérir les maladies, avec des observations sur les points les plus importants? » Ces points les plus notables sont : sur le séné, l'antimoine, les remèdes cardiaques, sur l'os du cœur d'un cerf et la corne de licorne, les perles, les pierres précieuses, le bézoard, les confections d'alkermès et d'hyacinthe, le laudanum, les apozèmes, la thériaque et le mithridat. Cette thèse, traitée en latin, et traduite en français la même année 1648, était plus développée qu'on n'avait coutume à Paris ; et l'on soupçonna fort Guillemeau, qui la présidait, de l'avoir composée, mais (1) celui qui la soutenait se fâcha, et déclara qu'il en était bien lui-même l'auteur. C'était le fils aîné de René Moreau, Jean-Baptiste Moreau, qui fut doyen en 1672 et 1673 et mourut le 27 septembre 1693.

DE LA VIGNE (2) (Michel), 1588-1648, était de Vernon, en Normandie, où il naquit le 5 juillet 1588. Chassé de cette petite ville par les Tailles et les Aydes, il se réfugia à Paris, et se mit à enseigner la Rhétorique dans le collège du cardinal Le Moine ; mais il se livra vite à l'exercice de la médecine et prit le bonnet de docteur le 1ᵉʳ octobre 1614. Il fut élu doyen en 1642, et c'est comme tel que nous le voyons figurer à l'autopsie de Louis XIII. Nous avons déjà parlé des deux discours qu'il prononça pendant son décanat, contre Théophraste Renaudot.

Il avait une grande réputation pour la connaissance des fièvres et de leurs remèdes ; mais il n'a laissé qu'un seul ouvrage et très peu étendu, qui fut imprimé à Paris en 1671, in-12, sous le titre de « Dieta Sanorum, sive ars sanitatis. »

(1) V. Goujet, *Mém. sur le Collège de France*, t. III. p. 194.
(2) V. Eloy, *Dict. hist.*

Ce médecin mourut le 14 juillet 1648 et laissa une fille, mademoiselle De la Vigne, qui passa pour une des femmes les plus savantes et les plus spirituelles de son temps. Elle survécut à son père jusqu'en 1684. Il eut aussi un fils Michel, qui fut reçu docteur de la Faculté de Paris le 23 novembre 1650.

MOREAU (René (1) (?) 1587-1656. Ce fut un des médecins les plus remarquables de son temps. « La Faculté de médecine de Paris, dit Goujet, s'est toujours glorifiée d'avoir eu pour membre René Moreau, qui, en effet, lui a fait beaucoup d'honneur, par un savoir si étendu que Jacques du Chevreul, dans un discours prononcé en 1647 au Collège Royal, n'a pas cru exagérer en disant qu'il savait tout ce que les bibliothèques contiennent. »

René Moreau du Moulin était né à Montreuil-Bellay, petite ville d'Anjou, vers 1587, de Mathieu Moreau, médecin du duc d'Alençon. Il se rendit à Paris après ses études, et se mit en 1616 sur les bancs de l'École de la Faculté de médecine. Il y eut pour maîtres, en particulier, Simon Pietre et Claude Charles.

Il passa ses thèses, de baccalauréat en 1617 et 1618, de licence en mai 1618, et de doctorat en 1619. Il fut doyen en 1630 et 1631. L'année suivante, il fut nommé professeur royal en médecine et en chirurgie, en la place de Denys Bazin, mort au mois de septembre 1632. Il prononça son discours d'installation le 21 avril 1633 ; c'est un panégyrique de Louis XIII qui, bien que très flatteur, ne dit rien que de conforme à la vérité.

Il était médecin de l'hôpital général, et, malgré sa

(1) V. *Biographie univ.* de Michaud, t. XXIX, p. 252. V. abbé Goujet, *Mém. sur le Collège de France*, t. III, p. 153. V. Baron ; Chomel.

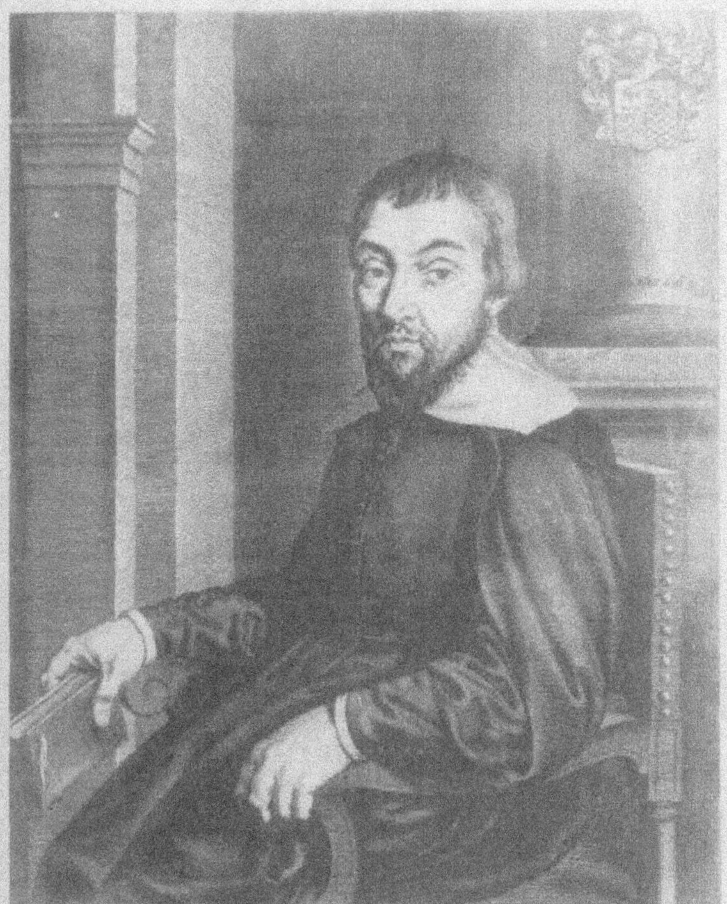

A. Fontemoing, Édit. - Paris.

Berthaud, Impr.

RENÉ MOREAU (1587(?) - 1656)
D'après une gravure de l'Académie de Médecine.

nombreuse clientèle et ses leçons du collège Royal et de la Faculté, il trouva le temps de composer de nombreux ouvrages.

Fort jeune encore il avait donné en vers latins un poème contre l'usage de porter la calotte qu'il prétendait malsain. Il est intitulé : Anti-Calotta. Paris, Jean Libert, in-4°, s. d. ; c'est une réponse à un poème en faveur de la calotte ; elle est suivie de quelques vers de Pierre Citois, Poitevin, qui fut médecin du cardinal de Richelieu.

Les autres ouvrages de René Moreau sont : 1° Un traité sur la saignée dans la pleurésie, suivant une nouvelle édition d'un ouvrage de Pierre Brissot sur cette question, et avec une vie de Brissot. Paris, 1622, in-8°.

2° Schola Salernitata, de valetudine tuenda. Paris, Thomas Blaise, 1625, in-8°, réimprimé en 1672 ; ce traité est accompagné des commentaires déjà parus sur le livre connu sous le nom de l'Ecole de Salerne qu'il compléta et revit d'après des manuscrits plus amples et moins défectueux, avec de nombreuses remarques nouvelles.

3° Les œuvres de Jacques Sylvius ou du Bois, d'Amiens, accompagnées de sa vie et de son portrait, Genève, 1630, in-folio. Moreau a dédié cette édition à Charles Bouvard ; dans la préface il attaque principalement les Empiriques.

4° Vie de Guillaume de Baillou, à la tête des Consilia Medicinalia de cet auteur, Paris, 1635, in-4°.

5° Une édition du livre d'Hippocrate sur les maladies internes, de Jean Martin, médecin de la faculté de Paris, professeur royal et médecin de Marie de Médicis. Paris, Jean Libert, 1637, in-4°. Cet ouvrage est dédié à Pierre Seguin.

6° Défense de la Faculté de médecine de Paris contre son calomniateur (Théophraste Renaudot). — Paris, 1641, in-4°.

Ce livre est dédié au cardinal de Richelieu, il fut imprimé aux dépens de la Faculté qui, sur un décret spécial, accorda à l'auteur une certaine somme pour aider aux frais de cette impression.

On voit par là quelle place importante René Moreau tenait à la Faculté de Paris.

7° Une lettre à Baldi, sur la pleurésie — Paris, 1641, in-8°. — Baldi était médecin et professeur en l'Université de Rome. Ses Disceptationes sont adressées à René Moreau qu'il loue beaucoup dans l'épître dédicatoire.

8° Un traité : Du Chocolate, traduit de l'espagnol, d'Antoine de Colmenero — Paris, 1643, in-4°.

9° Une nouvelle édition de l'ouvrage de Jean Martin — Paris, 1646, in-4°, dédiée à Jacques Cousinot.

10° De Laryngotomia, avec le traité de Bartholin : « De Angina puerorum. » — 1646, in-8°.

11° Un mémoire contre l'Académie de Montpellier, 1646, in-8°.

12° L'épitaphe de Gabriel Naudé, qui parut en 1659, in-4°.

René Moreau mourut le 17 octobre 1656, à 69 ans, ou 72 ans (Guy Patin). Il avait épousé la nièce de Simon Piètre, deuxième du nom ; il fut enterré à Saint-Jean-en-Grève. Il avait amassé une nombreuse bibliothèque, remplie de livres curieux et singuliers, qui fut vendue après sa mort. Il laissa deux fils, qui furent docteurs en médecine et professeurs au collège royal. Nous avons, dans la note sur Guillemeau, parlé de la thèse du premier.

Son second fils, Jean-Baptiste René Moreau, soutint

en 1676 une thèse : « An ex tabaco calvities ? » Il y prétendait que l'usage du tabac rendait chauve. Ceci semble moins démontré que le port de la calotte, contre lequel avait combattu son père.

Nous avons trouvé dans d'Hozier (1) les armes de Jean-Baptiste René Moreau, conseiller, médecin, lecteur et professeur ordinaire du Roy et docteur-régent en médecine de la Faculté de Paris. Ce blason est établi en 1697 ; c'est le même que celui de René Moreau : « Porte « écartelé au premier d'or avec arbres de sinople ; « au deuxième d'azur à un lion d'or ; au troisième de « gueules à cinq lozanges d'argent, posées en croix ; « et au quatrième d'argent treillissée de sable. »

CHARLES (Claude) (2), (1574-1631), né à Paris vers 1574, commença sa médecine en 1604, après avoir étudié les belles-lettres et les lois. Sa troisième thèse (1606) est sur cette question : « An dysenteriæ utilis purgatio ? » Si la purgation est nécessaire dans la dysenterie ; il conclut négativement. Il succéda en la chaire de professeur royal en chirurgie, le 18 septembre 1607, à son beau-père Simon Piètre. Il faisait beaucoup de clientèle et se démit de sa charge du collège de France en faveur de Henri Blaenod, en 1623. Il fut appelé plusieurs fois à Villeroy et ailleurs avec Bouvard et Séguin, à l'occasion de maladies de Louis XIII. Il mourut le 21 janvier 1631, à 57 ans.

SÉGUIN (3) (Pierre), 1566-1648, parisien, né vers 1566,

(1) Bibliothèque nationale, département des manuscrits, *Armorial général*, Paris, t. I, f° 1096, n° 2495.
(2) Goujet, *l. c.* p. 107.
(3) Goujet, *l. c.* p. 75.

fils et petit-fils de médecins parisiens, il fit ses études à Paris, et d'après Guy Patin fut même professeur de quatrième au collège du cardinal Le Moine. Puis il se livra à la médecine. Thèses en 1588, 89, 90 ; licencié le 6 juin 1590.

Après la chaire de chirurgie d'Akakia (1594), il occupa (1599) celle de médecine, succédant à Jean Duret. Son mérite le fit appeler auprès de Louis XIII pour être un de ses médecins consultants ; et il gagna la confiance de la reine Anne d'Autriche qui le choisit pour son premier médecin en 1618 ; c'est en cette qualité qu'il fut présent à l'autopsie de Louis XIII.

Il mourut à Paris le 28 janvier 1648, à l'âge de 82 ans et fut enterré en l'église de Saint-Germain-l'Auxerrois. Il était doyen des professeurs royaux depuis la mort de Vignal, arrivée en 1640.

Il a édité les œuvres de Jean Martin, dit Guy Patin. Ce fut à lui que René Moreau dédia les Prælectiones in librum Hippocratis de morbis internis, de ce Jean Martin, imprimées en 1637, in-4°. — Séguin est l'auteur de l'éloge historique du même Martin qu'on trouve en tête de cet ouvrage.

Il eut un neveu, Claude Séguin, qui fut premier médecin de la reine Anne d'Autriche ; il prit sa chaire en 1630, et l'occupa jusqu'en 1668, où il entra en religion et fut élevé au sacerdoce. Guy Patin, qui le maltraite dans ses lettres, dit qu'il obtint une riche abbaye et qu'il comptait même parvenir à l'épiscopat ; il prétend que Claude Séguin n'embrassa l'état ecclésiastique que par avarice, quoiqu'il fût resté veuf, fort riche et avec un fils unique. Il mourut en 1572.

Bouvard (1) (Charles) (1572-1658). Il est né vers 1572 à
Montoire-en-Vendômois (Loir-et-Cher). Son père était
médecin, mais Charles Bouvard resta orphelin de bonne
heure; peu fortuné, il eut à lutter contre l'adversité. Il
alla à Angers où il s'appliqua à l'étude des humanités,
à celle de la philosophie, puis à celle du droit; il prit
même des leçons de Marin Liberge, mais il voulait
être médecin. Il quitta Angers et vint à Paris où, pendant sept ans, il étudia toutes les parties de la médecine avec tant d'assiduité qu'il employait à l'étude
même une partie de ses nuits; il travailla surtout l'anatomie, disséquant par lui-même, et la botanique.

Le 16 décembre 1604 il soutint sa première thèse
pour le baccalauréat; Jacques Letus la présidait; elle
a pour titre : « An mulieri quam viro venus aptior ; » si
les plaisirs de l'amour conviennent mieux à la femme
qu'à l'homme; il conclut pour l'affirmative. L'année
suivante il soutint ses deux autres thèses de baccalauréat, avec Pierre Séguin et Simon Bazin comme présidents. La première : « An declinante morbo sanitas » ;
si la santé est la suite du déclin de la maladie, avec
conclusion affirmative; la seconde avec la même conclusion : « An epilepsia post vigesimum quintum
annum sanabilis » ; si après l'âge de 25 ans l'épilepsie
est guérissable. Ces deux dernières thèses sont impri-

(1) V. Baron, Goujet, Chomel, Eloy, Dezeimeris, Michaud,
l. c. — V. Appendice III, un document inédit sur les lettres de
noblesse données à Bouvard en 1639.

Nous aurions voulu reproduire un portrait de Bouvard,
mais nous n'en avons pas pu trouver ni à la Bibliothèque
nationale, ni à la Faculté, ni à l'Académie de médecine, ni
aux Archives du Muséum; il n'y en a pas de connu dans
aucune des grandes collections.

mées, la première ne l'a pas été. C'est dommage, il eût été curieux de savoir, sur ce délicat sujet, l'opinion de Bouvard qui devait être médecin de Louis XIII, ce roi qui ne semble pas avoir été un fervent du culte de Vénus.

L'abbé Goujet nous apprend que Bouvard soutint ces trois thèses avec tant de succès qu'il mérita qu'on lui décernât le « *premier lieu* de la licence, ce qui a toujours été un grand honneur pour un bachelier ». René Chartier, son compatriote, qui fut professeur au Collège de France, prononça le 20 mai 1606, à l'occasion de la réception de Bouvard à la licence, le discours de l'acte des Paranymphes ; il y dit que son père à sa naissance, par un serment solennel l'avait voué à l'art médical. L'année suivante Bouvard rendit le même office à son panégyriste, car, pour obtenir le titre de docteur-régent, il présida, ainsi qu'il était d'usage, à la thèse manuscrite que soutint Chartier le 4 juillet 1607, et qui était intitulée : « An mulier naturæ παρέκβασις » ; si la femme est un écart de la nature.

Les autres actes de Faculté de Bouvard n'ont été cités par aucun biographe ; nous les avons trouvés dans un autre recueil de Baron, de la même année (1752) que la « quæstionum medicarum... series chronologica » universellement connue, et qui est intitulé : « Quæstiones medicæ in scholis parisiensibus agitatæ pro actibus vesperiarum, doctoratus et regentiæ, vulgo pastillariæ dictæ. »

Le 24 juillet 1606, pour l'acte des vespéries, Bouvard a discuté sur cette question : « An a meridie (vel), a medicamento superdormiendum » ; si l'on doit prolonger le sommeil dans le milieu du jour, ou à l'aide d'un médicament ?

Trois jours après, le 27 juillet, il obtenait le doctorat
en soutenant cette grave discussion : « An in morbis
aquæ (vel) vini potus salubris » ; si dans les maladies
il vaut mieux boire de l'eau ou du vin. Et enfin le 2 janvier 1607 il était proclamé docteur-régent, après les
actes dits pastillaires, où il avait disserté : « An mulieri
procuranda sterilitas (vel) procurandus abortus ? » si
l'on peut procurer à la femme la stérilité, si l'on peut
lui procurer l'avortement ?

Bouvard acquit bientôt une grande réputation. Fut-
il nommé professeur au Collège de France ? Les auteurs
ne sont pas d'accord ; certains indiquent même la date
de 1625, mais il est presque démontré qu'il n'y occupa
jamais de chaire.

Enfin, en 1628, il fut choisi pour succéder à Héroard
en qualité de premier médecin de Louis XIII ; cette place
qu'il remplit jusqu'à la mort du roi lui conféra aussi le
titre de surintendant du Jardin des Plantes, à l'établissement duquel on dit qu'il eut une grande part. Le Jardin royal avait été fondé en 1626, et Guy de la Brosse
en fut le premier surintendant ; il mourut en 1641, et
Bouvard, son parent, lui succéda dans cette place.

Il était fort jaloux des droits attachés à sa place de
premier médecin du roi. Le 16 décembre 1633, il solli-
cita et obtint un arrêt du Conseil d'État qui supprima
une thèse présentée à la Faculté de médecine qui avait
pour titre : « Si dans l'inflammation des viscères nour-
riciers, la boisson des eaux minérales est salutaire. »
En sa qualité de premier médecin, Bouvard avait la
haute juridiction, la surintendance sur les eaux minérales du royaume. En 1633 il prescrivit au roi les eaux
de Forges ; la famille des Piètre, médecins, n'était pas
de cet avis ; ils voulurent alors faire imprimer la thèse :

« An visceribus... »; Bouvard l'apprit et eut le crédit
d'en faire retarder l'impression. Des docteurs de ses
amis demandèrent qu'elle fût de nouveau examinée;
mais le Doyen, qui l'avait approuvée, se plaignit au
Parlement de ce qu'on allait contre ses droits. Bouvard
fit évoquer l'affaire au Conseil du roi; le Doyen fut
mandé à Saint-Germain, où était la Cour; à l'audience
que lui donna le vice-chancelier, il déclama contre la
conduite du premier médecin qui renversait la discipline des écoles. Il fut obligé de retourner une deuxième
fois à Saint-Germain, où le vice-chancelier lui remit
un ordre du roi, portant défense à la Faculté de traiter
aucune question qui eût trait aux eaux minérales.
Quelques mois après, le tour de Bouvard, pour présider
à une thèse, arriva; il obtint alors une lettre de cachet
qui permettait aux docteurs, pour cette fois seulement,
de disputer sur les eaux minérales, et leur ordonnait
d'inscrire comme vraies sur les registres de la Faculté
les conclusions de cette thèse. La Faculté fut contrainte
d'obéir; la thèse : « An calidis... » fut soutenue le
25 février 1634, et le 12 avril suivant, la Faculté, sur
l'ordre du vice-chancelier, remit au procureur général
un extrait en français de ce qui avait été inscrit sur les
registres relativement à cette affaire. Si l'on remarque
que, précisément en 1634, le Doyen se trouvait être
Charles Guillemeau, on comprendra pourquoi il en
voulait tant à Bouvard, et comment il saisit l'occasion,
en 1647, de réfuter le panégyrique qu'avait fait de
lui Lyonnet ; se vengeant ainsi, alors que Bouvard
n'était plus rien en Cour, de l'humiliation qu'il lui
avait infligée en 1634 dans cette affaire des eaux minérales.

Bouvard est mort le 22 octobre 1658. Guy Patin nous

apprend dans ses lettres (1) qu'il avait alors 86 ans, qu'il mourut de chagrin et exténué de vieillesse, qu'il fut enterré à Saint-Séverin sans aucune cérémonie, et que la Faculté de médecine ne fut même pas convoquée à ses obsèques ; ce qui paraît bien étonnant. On pourrait croire plutôt qu'elle fut convoquée, mais, qu'en raison de la diatribe à laquelle il s'était livré contre elle et contre plusieurs de ses membres, dans l'ouvrage dont nous allons parler tout à l'heure, elle jugea ne devoir pas rendre les derniers devoirs à celui qui, dans un écrit satirique, avait cherché à la vilipender.

Une de ses filles avait épousé Jacques Cousinot, docteur régent en 1617, qui était premier médecin de Louis XIII à survivance, et qui le fut, en titre, de Louis XIV, de 1643 jusqu'en 1646 qu'il mourut, le 25 juin ; il avait été doyen en 1624 et 1625.

Il eut un fils cadet, Michel Bouvard, seigneur de Fourqueux, qui fut intendant du Jardin des Plantes (2).

Bouvard était le beau-frère de Riolan. Il reçut des éloges de médecins contemporains, ce qui était bien naturel vu la situation qu'il occupait. Pierre Girardet, docteur, dans une épître à lui adressée en 1631, en tête de commentaires d'Hippocrate, le loue, surtout pour avoir guéri Louis XIII d'une fièvre maligne lorsqu'il tenait, dit-il, le glaive pour couper les têtes de l'hydre de l'hérésie. Déjà, en 1628, J.-B. Ferrand l'avait loué sur le même ton. Nous avons vu que s'il avait des panégyristes, il ne manquait pas non plus de détracteurs.

Il paraît qu'il prenait ses délassements dans la poésie.

(1) Tome I, lettre CXXII de l'édition de 1692.
(2) Lettres de Guy Patin, 1718, lettre CXI, page 183.

G. 8

car en 1624 il a publié en vers français un ouvrage
in-4° qui a pour titre : « Description de la maladie, de la
vie et de la mort de madame la duchesse de Mercœur,
décédée dans son château d'Anet le 6 septembre 1623,
avec une épître dédicatoire au prince de Vendôme. »
C'est une singulière idée que de raconter une autopsie
en vers, et quels vers !

En dehors de la controverse dont nous avons déjà
parlé, et citée par Haller : « Car. Bouvard et Car. Guillemeau. — Non E. dysentericis adstringentia. Paris,
1626 » ; en dehors d'un ouvrage de botanique qu'on lui
a attribué, mais sans preuve aucune : il est sans date
et signé de Fourqueux intendant du jardin royal, et
non surintendant (est-il de son fils ?), on ne connaît de
Bouvard qu'un seul ouvrage, et encore n'est-il pas
signé.

Nous renvoyons sur ce sujet à une très intéressante
brochure de P. Sue (1), dans laquelle nous avons du
reste largement puisé pour les détails biographiques.

« Ce livre, dit-il, de format in-4°, contenant 299 pages,
est écrit en latin et a pour titre : *Historiæ hodiernæ
medicinæ rationalis veritatis* λόγος προτρεπτικός (discours
exhortatoire) *ad rationales medicos*. Il est sans nom
d'auteur, sans date, sans lieu d'impression ; on sait
cependant par des lettres de Guy Patin et par des détails
particuliers qu'il est de Charles Bouvard, et certainement de 1655. »

____

(1) Notice et extrait raisonné d'un livre de médecine devenu si rare qu'on n'en connaît que deux ou trois exemplaires,
avec des notes historiques, littéraires et critiques, par P. Sue,
professeur, bibliothécaire et trésorier de l'École de médecine
de Paris. — Paris, Migneret, 1807, in-8°.

L'exemplaire que possédait Sue venait de Baron
(Hyacinthe Théodore, l'ancien doyen) ; il l'avait acheté
à la vente de sa bibliothèque le 7 mars 1788 et payé
18 francs. En tête se trouve une note manuscrite de
Baron, où il est dit : « C'est une critique très forte de la
médecine, de la cour et de la ville du temps de Louis XIII,
par M. Bouvard, son premier médecin, avec le projet
de l'établissement d'une juridiction dans la Faculté
de médecine, pour juger avec connaissance de cause de
tout ce qui regarde la médecine et les médecins. »
Baron se trompe, dit Sue ; Bouvard désirait bien créer
cette juridiction, mais loin de vouloir l'établir dans la
Faculté, son projet était de se l'attribuer comme premier médecin.

D'après des lettres de Guy Patin, on peut fixer à peu
près l'époque où cet ouvrage a paru ; probablement
vers 1655 ou 1656, c'est-à-dire trois ans environ avant
la mort de Bouvard.

Dans une autre lettre, la CCXC, datée du 23 mars 1663,
et tirée du recueil de 1707, t. II, p. 352, Guy Patin parle
ainsi de l'ouvrage de Bouvard : « Pour ce que vous me
demandez touchant le livre de feu M. Bouvard, c'est
une autre affaire. J'en avais un qu'il m'avait donné,
avant d'être achevé. Il en lut quelque chose à feu
M. Riolan son beau-frère qui lui conseilla de cacher le
tout et de le supprimer, tant parce qu'il était mal fait,
que parce qu'il offensait des gens qui lui pouvaient
nuire. Ces messieurs étaient le cardinal Mazarin, Vautier et Valot (médecins). Bouvard qui était déjà fort
vieux eut peur des menaces de M. Riolan qui était un
homme âcre. Il en avait donné un (exemplaire de son
livre), à M. Moreau qu'il lui retira, en lui disant qu'il voulait y changer quelque chose, il m'en fit autant et je fus

assez simple de le lui rendre. Feu M. Moreau me dit que
cela ne valait rien, et qu'il était indigne d'avoir place
dans son étude... Depuis la mort de Bouvard, j'en ai
parlé une fois à madame Cousinot sa fille, qui me té-
moigna que la famille n'était pas contente de ce livre.
Je sais bien que M. Bouvard m'a dit autrefois qu'il avait
entretenu le feu roi du mérite et de la capacité de quelques médecins, par les mains desquels sa majesté avait
passé, et qu'après qu'il lui en eût dit ce qu'il en savait,
le Roi s'écria : Hélas ! que je suis malheureux d'avoir
passé par les mains de tant de charlatans ! Ces messieurs
étaient Héroard, Guillemeau et Vautier..... »

L'exemplaire qu'avait Sue serait celui donné par
Bouvard à Riolan son beau-frère — ainsi qu'il y serait
écrit de la main même de Bouvard.

Extrait raisonné de l'ouvrage de Charles Bouvard (1).

L'auteur commence par établir la différence qu'il y
a entre la médecine actuelle et celle d'Hippocrate ; ce
que la nature et l'art peuvent pour et contre la médecine ; les qualités d'un véritable médecin : ce qu'était la
médecine du temps d'Hippocrate et de Galien, rationnelle, empirique et méthodique ; ce qu'elle devint ensuite, ce qu'elle fut lors de l'établissement des Facultés.... Avec force anecdotes à l'appui, il attaque la
Faculté, puis surtout les barbiers, les chirurgiens, les
apothicaires, les sages-femmes et les garde-malades.

Puis il parle des « politiques » ; par là Bouvard n'a entendu désigner que les personnes qui ont toujours eu
quelque autorité sur la police et la discipline concer-

(1) D'après Sue, *loc. cit.*

nant la médecine, tels que les magistrats et autres gens
de loi, les ministres, et non les médecins praticiens.
Il dit qu'ils auraient dû par des lois punir l'ignorance
des faux médecins.

Il cite au contraire les illustres personnages qui ont
toujours honoré la médecine rationnelle.

Avec une modestie discutable, il cite le cardinal de
La Rochefoucauld qui, étant présent lorsqu'après la
mort d'Héroard, son premier médecin, Louis XIII
nomma pour remplir sa place un médecin de Paris (c'est
lui-même), le félicita sur son choix, et sur ce que,
n'ayant égard à la recommandation d'aucun courtisan,
il avait donné la préférence à un médecin habile, de
grande probité et déjà très exercé dans le traitement
des maladies.

Il cite encore le cardinal de Lavalette, qui fit rejeter
le remède secret d'un fameux charlatan, qui promet-
tait au roi une santé parfaite, consentant à être
tiré à quatre chevaux, si le roi ne guérissait pas ; ce
cardinal répondit à ceux qui l'engageaient à en parler
à Louis XIII et au cardinal de Richelieu : « Si après la
prise du remède, le roi mourait, le supplice du charlatan le rappellera-t-il à la vie ? Et est-il quelqu'un de
vous qui ose répondre du bon effet du remède ?... »

Il dit que les maux qu'éprouve la médecine rationnelle viennent de deux causes : les faux médecins et les
politiques. Et comme remède pour rendre à la médecine sa dignité humiliée, il propose de donner au premier médecin du roi une juridiction royale sur la profession médicale. Larivière, un des premiers médecins de
Henri IV, avait obtenu par surprise un arrêt du Conseil,
lui donnant la surintendance sur toute la chirurgie et
la pharmacie du royaume ; Héroard avait voulu aller

encore plus loin, et régenter même la médecine, en
exceptant il est vrai la Faculté de Paris. Mais les Facultés s'y opposèrent ainsi que les chirurgiens et les apothicaires. L'affaire fut plaidée, en juillet 1611, au Grand
Conseil, qui débouta Héroard de ses prétentions ; ce qui
n'empêcha pas Bouvard en 1635, puis Vallot en 1664,
et Daquin en 1675 de renouveler les mêmes réclamations,
mais toujours en vain.

Bouvard rend compte des disputes qui s'élevèrent
entre les médecins de Paris, sur la nature et l'usage des
eaux minérales ; de la querelle entre la Faculté et le médecin Renaudot, qui, sous prétexte de secourir tous les
malades, répandait dans Paris un nombre considérable
de faux médecins, qu'il traînait à sa suite comme des
valets et des esclaves.

La Faculté, dit-il, a lutté contre les médecins qui
déshonoraient l'art par leur ignorance ; mais pourquoi ne renvoie-t-elle pas aujourd'hui les barbiers
dans leurs sales boutiques, et ne se livre-t-elle pas,
pour les exercer elle-même, aux fonctions qu'elle leur
a jadis attribuées ? Pourquoi ne reprend-elle pas les
scalpels et les autres instruments de dissection, pour
les employer elle-même dans ses amphithéâtres. Pourquoi, etc...

C'est surtout à l'insouciance du gouvernement, à la
protection déclarée qu'il a toujours accordée aux faux
médecins, aux charlatans, que Bouvard attribue les
maux sous lesquels gémit la médecine. Il disculpe les
magistrats, et principalement ceux du Parlement, qui
ont toujours protégé la médecine rationnelle contre les
imposteurs, et il veut prouver, en terminant, combien
il serait glorieux de rendre à la médecine son ancienne
splendeur.

Voilà l'abrégé analytique de l'ouvrage de Bouvard ;
on voit que le but de l'auteur, en le composant, a été de
faire connaître combien la médecine a dégénéré depuis
Hippocrate et Galien, et ce qui constitue celle véritablement rationnelle ; de déclamer, avec autant de partia-
lité que de méchanceté, contre tous ceux qui, dans quelque partie que ce soit, la cultivent ; de se déchaîner avec
fureur contre ce qu'il appelle les faux médecins, les
semi-dogmatiques, les empiriques et les juges politiques, ou ceux qui ont une espèce de juridiction sur la
police de la médecine et sur son exercice légal ; de dé-
truire les objections anciennes et modernes qu'on oppose
en général à l'état de médecin ; de rendre compte des
demandes inutiles faites en différents temps par la Faculté de Médecine auprès du gouvernement, pour répri-
mer, pour restreindre dans leurs fonctions les chirurgiens et les apothicaires ; de s'attribuer enfin à lui-même,
en qualité de premier médecin, sur toute la médecine,
une juridiction qu'avaient déjà essayé, mais en vain,
de s'arroger ses prédécesseurs, etc., etc...

Tout cela est entremêlé de sarcasmes, d'injures prodi-
guées à tort et à travers, en général et en particulier,
à tous les ministres de santé, avec plus ou moins de
véhémence, suivant la manière dont la bile échauffée et
envenimée du docteur lui fait envisager les sujets qu'il
entreprend de traiter.

En un mot, l'ouvrage de Bouvard, quant au fond, est
peu de chose et ne devait pas tant exciter le courroux
de la Faculté et des médecins qu'il maltraite ; ce qui
l'a pourtant déterminé à en supprimer tous les exemplaires. L'extrême rareté de cet ouvrage est donc son
seul mérite.

Vautier (1) (François) (1592-1652), natif d'Arles en Provence, ou de Montpellier, alla étudier la médecine à Montpellier, où il prit ses degrés en 1612. Il fut de là à Paris, et réussit tellement à s'introduire à la cour qu'il parvint en 1624 à la charge de premier médecin de la reine Marie de Médicis, mère de Louis XIII. L'ascendant qu'il prit sur l'esprit de cette princesse fut si grand qu'on crut qu'il la gouvernait ; ce qui engagea le roi à profiter du mécontentement que les démarches de la reine lui donnaient pour lui ôter ce médecin.

La cabale formée contre le cardinal de Richelieu s'était extrêmement fortifiée, beaucoup de gens de la Cour y étaient entrés, et l'on crut ce ministre perdu ; mais ayant eu le bonheur d'entretenir le roi et de lui faire voir les intentions de ceux qui le servaient si mal auprès de sa personne, il renversa le projet de tous ses ennemis et excita contre eux la colère du roi qui les punit sévèrement ; c'est à cette occasion que Vautier fut arrêté et mis en 1631 dans les prisons de Senlis.

Le roi souhaitait que la reine sa mère, qu'il avait laissée à Compiègne, se rendît à Moulins pour y rester, et dans ce cas il était résolu de lui renvoyer Vautier qu'elle demandait avec empressement. Mais quand il s'aperçut qu'elle s'obstinait à demeurer à Compiègne et qu'elle semblait même décidée à y prolonger son séjour, il donna ordre de transférer Vautier à la Bastille, pour couper plus sûrement tout ce qu'on supposait de communication entre ce médecin et la reine. Celle-ci sortit

(1) V. *Dictionnaire historique* d'Eloy, t. IV, p. 486. V. Michaud, *Bibl. unie.*, t. LXIII, p. 41. V. Astruc (Jean), *Mémoires pour servir à l'histoire de la Faculté de médecine de Montpellier*, revus et publiés par M. Lorry. Paris, 1767, in-4°, p. 372.

ensuite du Royaume et se retira en Flandre, où elle demanda souvent qu'on lui renvoyât Vautier, mais avec plus d'instance en 1633, pendant le cours d'une fièvre continue qui dura quarante jours et qui la mit en danger. Le roi qui en fut informé, dit le Père Griffet dans son Histoire de Louis XIII, « fit partir les sieurs Piètre et Riolan, fameux médecins de Paris, pour l'assister dans cette maladie ; mais elle fit mander qu'elle avait besoin des conseils de Vautier qui était toujours à la Bastille. On lui permit de le consulter par écrit, et on refusa de le lui envoyer ».

« Vautier fut ainsi consulté, mais il ne voulut pas donner son avis, disant qu'il fallait absolument qu'il vît la reine mère, pour pouvoir juger de son mal et des remèdes capables de la soulager. Peut-être espérait-il qu'on serait obligé à la fin de le tirer de la Bastille ; mais on aima mieux que la reine se passât de ses avis, par rapport à sa santé, que de la mettre à portée de suivre aveuglément les conseils pernicieux qu'il aurait pu lui donner pour sa conduite. »

Le procédé de la cour fait voir ce qu'on y pensait sur le compte de Vautier, et combien on se méfiait de son caractère intrigant ; car bien que la reine eut réitéré plusieurs fois les mêmes demandes, elles ne furent pas mieux écoutées, et son médecin resta à la Bastille près de douze ans, c'est-à-dire jusqu'à la mort du cardinal de Richelieu en 1642. Il reparut alors à la cour, et il y reparut avec une considération qui lui procura, au bout de peu d'années, la place de premier médecin de Louis XIV.

Après la mort d'Héroard, arrivée en 1627, Charles Bouvard, docteur de la Faculté de Paris, fut nommé premier médecin de Louis XIII ; il remplit cette charge jusqu'à la mort de ce prince. A l'avénement de Louis XIV à la couronne, Bouvard eut le crédit de faire choisir pour premier médecin Jacques Cousinot le fils, Docteur de la Faculté de Paris et son gendre. Celui-ci étant mort en 1646, Vautier fut nommé à cette charge importante, dans laquelle il se soutint avec honneur jusqu'à la fin de ses jours, qu'il termina en 1652, à l'âge de 63 ans.

On voit par ce que nous venons de rapporter d'après le célèbre Astruc qu'il y eut bien du haut et du bas dans la vie de Vautier. Il était homme d'esprit, habile dans sa profession, plein de sentiments. Si Guy Patin en a dit du mal, c'est qu'il employait dans sa pratique les émétiques antimoniaux, le laudanum et le quinquina, remèdes abhorrés par le médecin satirique, qui dans la lettre LXX du premier tome, écrit à Spon que ce premier médecin du Roy était le dernier du royaume. Mais la cour pensait mieux sur son compte, comme il paraît de la *Gazette de France* du 24 avril 1649 où il est dit : « Leurs Majestés, reconnaissant les soins continuels du sieur Vautier, premier médecin du roi, et pour marque particulière de leur souvenir de la cure par lui faite en la personne de Monsieur, frère unique de Sa Majesté, l'ont gratifié de l'abbaye de Saint-Taurin d'Evreux, vacante par le décès du sieur du Perron, évêque de ladite ville. » Ceci prouve que Vautier n'était pas marié.

Elevé au titre de premier médecin de Louis XIV, il réclama en cette qualité la surintendance du Jardin des Plantes, qui y était attachée primitivement, mais qui, depuis la mort de Guy de la Brosse (1641), était passée entre les mains de Bouvard de Fourqueux, parent de ce fondateur du Jardin. La demande poursuivie au Parle-

ment fut accordée par arrêts du conseil, en date des
14 juillet 1646 et 28 mars 1647. Cependant Bouvard de
Fourqueux fils conserva sa place d'intendant jusqu'à
l'époque où Vallot (1) se la fit rendre (1658). Pour se
venger de cette injustice, Vautier retint tout le pouvoir
administratif et ne laissa à son rival qu'un vain titre
sans fonction. On conçoit que l'administration dut être
mauvaise, et elle le fut réellement. Les fonds destinés
à l'entretien du Jardin, à l'achat des plantes, furent dé-
tournés. Toutes les fautes étaient du fait de Vautier ; elles
furent cependant imputées à l'intendant, et décidèrent
plus tard à révoquer les lettres patentes du 30 juillet
1643 qui donnaient cette charge à Bouvard de Fourqueux.
On doit à Vautier plusieurs améliorations. La plus remarquable fut de substituer un cours d'anatomie aux
leçons insignifiantes que l'on donnait alors dans le
Jardin, sous le nom de « l'intérieur des plantes ». Il était
aussi habile médecin qu'homme d'esprit ; mais il avait
beaucoup d'opiniâtreté dans ses opinions et dans ses
entreprises. Il fut le premier à employer les prépara-
tions chimiques, les émétiques antimoniaux, le quinquina, etc... ce qui irrita contre lui une foule de praticiens, et surtout Guy Patin, qui poursuivit à outrance
et même calomnia ouvertement ceux qui recouraient à
ces remèdes. Vautier vécut dans le célibat et fut ton-
suré. Il mourut en 1652, victime, s'il faut en croire Guy

(1) Vallot, né à Reims, ou Montpellier, en 1594 ; d'abord
premier médecin d'Anne d'Autriche, puis en 1652 succéda à
Vautier comme premier médecin du roi et intendant du Jardin des Plantes. En 1658 il parvint à enlever à Bouvard de
Fourqueux fils la charge de surintendant que son père avait
obtenue par lettres patentes à la mort de Guy de la Brosse,
son parent.

Patin son antagoniste, de l'antimoine qu'il faisait entrer dans toutes ses prescriptions, et qu'il recommandait avec une sorte d'enthousiasme.

L'histoire de la vie de ce médecin est bien curieuse; elle est intimement liée à celle de son temps; tous les troubles qui agitèrent la Cour en cette première période du XVII° siècle devaient singulièrement retentir sur la carrière de Vautier : victime de la Journée des Dupes, c'est la Fronde qui le ramène en faveur. Ce fut avant tout un homme d'intrigues; sa fortune suivit celle de ses protecteurs : éclipse de Marie de Médicis, disgrâce de Vautier. Mais est-ce simplement son attachement à la reine-mère qui déchaîna sur lui la vengeance de Richelieu, vengeance terrible, qui se traduisit par un emprisonnement de douze années, jusqu'à la mort du ministre; ou bien faut-il croire que Vautier avait plus ou moins trempé dans les complots qui se tramaient et contre le cardinal et contre le roi lui-même? On a prétendu qu'il aurait été chargé d'aider à la réalisation du fameux horoscope de 1630, qui annonçait la mort prochaine de Louis XIII. L'astrologue fut droit à la Bastille, mais sa prédiction troubla fort la Cour, et servit en quelque sorte de pierre de touche pour les gens de l'entourage du roi. Richelieu, dit Lyonnet, en fit part à Bouvard, qui demanda au cardinal si c'était pour l'éprouver qu'il lui rapportait cet horoscope; du reste, ajouta-t-il, « le roi pas plus que moi ne croit à l'astrologie ». Vautier, en manifestant son opinion à ce sujet, fut-il moins prudent? C'est bien invraisemblable de la part d'un courtisan comme lui, « l'homme éminent, tant par sa science que par son usage des cours et sa merveilleuse habileté politique », comme l'appelle Guillemeau. Quoi qu'il en soit, il y a là au moins une coïnci-

dence singulière : c'est en 1631 que Vautier est envoyé
dans les prisons de Senlis d'abord, puis de la Bastille
l'année suivante. Il n'en sort qu'en 1642 et, malgré la
mort de Marie de Médicis, il rentre en faveur à la Cour ;
Louis XIII même consent qu'il se joigne aux médecins
de la Faculté appelés en consultation à son chevet ;
mais, sa présence a l'air de singulièrement préoccuper
le pauvre roi qui, la veille de sa mort, rêve encore du
singulier médecin courtisan, qui devait, trois ans après,
voir son inaltérable dévouement aux reines de France
récompensé par la charge de premier médecin de
Louis XIV.

Conclusions

Avec Lyonnet, interprète de Bouvard, nous avons
examiné les antécédents; nous avions déjà relevé les
commémoratifs de la dernière maladie dans le journal
de Dubois et reproduit le procès-verbal original d'autopsie; il nous reste maintenant à en faire la discussion
médicale, et à essayer d'en tirer des conclusions, c'est-
à-dire d'établir un diagnostic rétrospectif.

Il ressort des longs détails de la santé du roi, sur lesquels nous nous sommes peut-être un peu trop complai-
samment étendu, une chose certaine : c'est qu'il était
malade depuis bien longtemps; il eut des moments de
répit, des accalmies, mais en somme il fut souffrant
presque toute sa vie et bien des fois moribond; aussi ne
voyons-nous pas bien comment on a pu trouver quelque chose de « galopant » dans sa mort. Il est même
difficile de préciser le début de la dernière maladie;
les médecins la faisaient remonter à l'expédition du
Roussillon, au commencement de 1642; c'est ce que

disent même les poètes contemporains. Voici des vers
sur la prise de Perpignan :

> « Et malade et vainqueur il emporte la place
> Et tasche à prolonger sa force dans ce lieu
> Pour aller dire aux siens un éternel adieu :
> Les fatigues de Mars qu'il prit plaisir à suivre,
> En le faisant mourir, le feront toujours vivre;
> Il quitte sans regret son throne glorieux,
> Et triomphant du monde il s'empare des Cieux. »

Et d'autres encore, sous une gravure qui représente,
devant les remparts de la ville, le roi à cheval, vêtu à
l'antique, casque grec en tête, drapé d'une chlamyde,
et cothurnes aux jambes :

> « Illustre boulevart des frontières d'Espagne,
> Perpignan, la plus belle et dernière campagne,
> Tout mourant contre toy nous le voyons s'armer,
> Tout mourant il te force et fait dire à l'Envie
> Qu'un si grand conquérant n'eust jamais pu fermer
> Par un plus digne exploit une si belle vie. »

Ces derniers vers sont du grand Corneille! ils sont
extraits d'un ouvrage intitulé : Les triomphes de Louis
le Juste XIII du nom, roy de France et de Navarre contenant les plus grandes actions où Sa Majesté s'est
trouvée en personne, représentées en figures énigmati-
ques, exposées par un poème héroïque de Charles Beys,
et accompagnées de vers français sous chaque figure
composés par P. de Corneille... ouvrage entrepris et
finy par Jean Valdor, liégeois, calcographe du Roy, le
tout par commandement de Leurs Majestés (1).

(1) A Paris. Antoine Estienne, 1649, in-f°. Ce livre contient
des gravures superbes.

En somme il n'y a pas eu de dernière maladie, à proprement parler; la mort a été la terminaison d'une maladie essentiellement chronique. Mais quelle était cette affection; disons tout de suite que pour nous c'était de la tuberculose. Cependant rien dans les lésions cadavériques que nous avons fait connaître ne permet d'affirmer positivement leur nature tuberculeuse; ce pourrait aussi bien être des lésions cancéreuses, ou même syphilitiques; l'autopsie seule ne pourrait donc nous conduire à un diagnostic; il nous faut aller en puiser les éléments dans les symptômes cliniques.

Écartons tout d'abord une hypothèse qui se doit cependant discuter, celle d'un empoisonnement. Il ne saurait être question d'une intoxication médicamenteuse, puisque, Lyonnet le dit formellement, Bouvard n'a jamais voulu donner au roi, qui n'eût du reste pas consenti à les prendre, les médicaments minéraux, tels que l'émétique qu'on commençait à employer; il s'agirait donc d'un empoisonnement criminel. Au milieu du XVIIe siècle, et surtout à la cour, l'idée en elle-même n'a rien d'invraisemblable; et l'ambassadeur vénitien n'a pas manqué de l'exprimer (1), pour reconnaître ensuite il est vrai, qu'il n'y avait là rien de fondé. Il dit que le peuple a nettement accusé de la mort du roi le défunt cardinal de Richelieu, qui lui aurait d'avance administré un poison ne devant amener une issue fatale qu'au bout de six mois; c'est bien difficile à admettre; l'ambassadeur du reste déclare qu'après l'autopsie on a reconnu pour naturelles les causes de la mort; et cependant il signale « que le foie était tout usé et pourri, et que la gorge était rongée par la chaleur et le passage

(1) Voir Appendice VI.

6.

des drogues ». Il nous faut aussi mentionner un très curieux ouvrage de Raspail (1) qui, lui, affirme que Louis XIII a été empoisonné ; il établit d'ailleurs que le roi, impuissant, est mort sans postérité et qu'avec lui s'est éteinte la race légitime des Bourbons ; Louis XIV et son frère, comme du reste le masque de fer, seraient les fils d'Anne d'Autriche... et de Mazarin ! Mais Raspail, tout comme les Vénitiens du grand siècle, voyait partout du poison ; cette étude, œuvre d'une imagination fertile et bien amusante, n'appelle même pas la discussion.

Il faut cependant avouer qu'il y avait bien des raisons pour motiver les soupçons ; le roi était méfiant, et il avait lieu de l'être, son entourage immédiat et même sa famille n'avaient rien fait pour lui inspirer grande confiance ; mais de ce qu'il refusait les médicaments de la main de son frère, on n'en doit pas conclure qu'il y ait eu même tentative, sinon action criminelle. Il est vrai que tous les auteurs parlent, à mots couverts, de terribles reproches faits par le roi à Bouvard : ce sont « des choses que Dubois laisse au bout de sa plume » ! Faut-il voir là des insinuations malveillantes? Il y a encore la présence au chevet du malade de Vautier ; ce médecin, qui avait été l'âme damnée de Marie de Médicis, et que son trop grand dévouement aux ennemis du roi avait fait enfermer douze ans à la Bastille, avait-il la conscience bien nette, et pourquoi n'osait-il se montrer? Louis XIII en était tout préoccupé : la veille même de sa mort, la dernière nuit, il rêve de Vautier. Mais, nous le répétons, ce ne sont là qu'hypothèses sans fon-

(1) Raspail. *Revue complémentaire des sciences*, t. III et IV, 1857.

dement; rien ne les vient confirmer. Comme le dit Chapuis (1) les poisons les plus couramment employés à cette époque étaient les poisons minéraux, et rien, ni dans les derniers symptômes, ni à l'autopsie, ne les peut faire admettre. Le mercure aurait laissé des traces aux reins : ils n'étaient ni gros, ni pâles, ni anémiés et ne présentaient pas d'infiltration calcaire ; le phosphore aurait amené des troubles urinaires et de l'ictère, les organes surtout le foie, puis les reins et le cœur auraient subi la dégénérescence graisseuse ; l'antimoine se serait manifesté par des troubles gastriques bien plus intenses, et par sa saveur métallique ; quant à l'arsenic, qui pourrait expliquer les signes de gastro-entérite violente, il ne produit pas de fièvre, amène presque toujours des paralysies, et surtout ne détermine pas d'ulcérations de l'intestin.

Voilà pourquoi nous écartons un empoisonnement ; mais nous devions signaler les bruits qui ont couru alors, et qui, croyons-nous, n'avaient pas de raison d'être. Pourquoi chercher à compliquer ce qui nous semble absolument naturel ? Mais pour développer notre pensée il nous faut remonter le cours de la vie du roi ; nous allons exposer comment nous concevons la succession des phénomènes morbides qui se sont passés chez Louis XIII ; nous tâcherons ensuite de confirmer notre hypothèse par des faits cliniques et des considérations anatomo-pathologiques.

Pour nous, les maladies du roi ont commencé par de la dyspepsie chez un nerveux ; puis de la gastro-entérite, qui, devenue chronique, a été l'affection dominante de toute son existence ; et la tuberculose n'est venue que

(1) Chapuis, *Précis de toxicologie.* Paris, 1882.

beaucoup plus tard, avec des manifestations intestinales d'abord, et pulmonaires à la fin seulement.

Louis XIII, enfant d'un robuste tempérament, avait été abandonné à lui-même, aussi peu surveillé pour son éducation morale que pour sa santé; et très vite une hygiène alimentaire défectueuse amena chez lui des troubles gastriques, de la perversion du goût, puis, comme toutes les fois que la digestion se fait mal, de la dyspepsie. Il y était aussi prédisposé, en tant que nerveux; c'était un névropathe, et pour parler le langage moderne un neurasthénique; or c'est à la maladie de Beard que se rattache le plus souvent la dyspepsie, au moins dans sa forme nervo-motrice (1): les malades accusent des phénomènes névropathiques plus ou moins accentués; de la neurasthénie ils ont encore la dépression générale, l'apathie, les malaises, les découragements, la tendance à se tourmenter, à s'inquiéter à propos de leur santé. Ce sont des nerveux, sujets à l'atonie et à l'excitation. Ces malades rentrent souvent dans la catégorie des arthritiques, des neuro-arthritiques (Landouzy), des herpétiques comme les appelle Lancereaux, qui admet du reste que la névropathie est le fond de leur tempérament. Ils sont sujets aux hémorroïdes, aux manifestations erratiques du rhumatisme vague, à la goutte. La parenté de ces divers états généraux avec les états de névropathie vague dont la neurasthénie n'est peut-être que l'expression la plus accusée, tend du reste de jour en jour à être admise par un plus grand nombre de médecins autorisés. Quand on examine ces malades un certain temps après le repas, on constate

(1) Voir Albert Mathieu. *Maladies de l'estomac*, dans le *Traité de médecine* de Charcot et Bouchard. Paris, 1892.

dans bien des cas un degré plus ou moins marqué de tympanisme abdominal.

Les fonctions intestinales sont troublées au même titre que les fonctions digestives, il s'agit en réalité de dyspepsie gastro-intestinale (G. Sée). La constipation, la distension gazeuse de l'intestin, les hémorrhoïdes, quelquefois l'entérite pseudo-membraneuse sont fréquentes chez eux.

Ne semble-t-il pas que c'est de Louis XIII qu'il s'agit spécialement dans cette description : Il était arthritique sans aucun doute, et présenta d'abord une névropathie générale à détermination gastro-intestinale (Mathieu) (1) « Souvent chez les malades on voit les manifestations névropathiques précéder les manifestations dyspeptiques. Ce sont des nerveux très irritables, prompts à l'excitation comme à la dépression, à l'enthousiasme comme au découragement, très sujets à l'hypocondrie. Ils ont souvent des phénomènes qui appartiennent nettement à la série neurasthénique : céphalée, vertiges, étourdissements, douleurs erratiques, etc.; semblable tendance dyspeptique se retrouve chez les candidats à la goutte ; très souvent on voit la dyspepsie nerveuse se produire chez des gens, prédisposés sans doute, sous l'influence d'émotions vives, de chagrins... Il est certain que chez ces malades il s'établit souvent un véritable cercle vicieux (Debove). La nutrition se fait mal à cause des troubles fonctionnels de l'estomac, l'état général déjà compromis devient plus défectueux, il y a de l'amaigrissement, de la faiblesse, de l'anémie; l'excitabilité, la tendance à la mélancolie augmentent, les malades finissent par inspirer à leur entourage de justes

(1) Mathieu, *loc. cit.*

inquiétudes... La cause principale de la dyspepsie est donc avant tout la prédisposition névropathique ; comme causes occasionnelles, en outre de grandes impressions morales, il faut citer quelques causes locales : l'abus des mets épicés, des boissons alcooliques, la surcharge alimentaire de l'estomac. » C'est là le cas de Louis XIII.

Voilà donc un névropathe devenu dyspeptique ; et les deux états s'augmentent mutuellement l'un par l'autre. Il a des embarras gastriques fréquents, d'abord probablement simples indigestions, puis accompagnés de fièvre ; ensuite survient un état gastrique presque constant, avec la persistance de la neurasthénie et des manifestations arthritiques ; et enfin apparaît l'entérite, qui rapidement devient chronique.

En même temps l'état général devient mauvais ; et c'est fort naturel. Souvent, dit Mathieu (1), chez des dyspeptiques il y a une dépréciation marquée de la nutrition générale ; les malades maigrissent et perdent leurs forces ; cela peut même arriver à produire la cachexie. Le mécanisme en a été diversement expliqué : pour certains auteurs cette anémie est liée à l'atrophie des glandes spéciales de la muqueuse de l'estomac. Beau attribuait autrefois à la dyspepsie une très grande importance dans la genèse des maladies ; Hayem a rajeuni cette théorie en lui donnant une base chimique : pour lui une nutrition imparfaite est la cause de véritables états de diathèse, dus à une chloro-peptonisation vicieuse ; il y a encore la théorie de Bouchard, des fermentations anormales et de l'auto-intoxication par les produits qui en résultent. Quoi qu'on admette, le résul-

(1) Mathieu, *loc. cit.*

tat est toujours le même ; l'anémie est là, qui facilite l'installation des affections chroniques. Et, pour Louis XIII, c'est l'entérite qui devient permanente, et les phénomènes généraux de s'accentuer : les digestions deviennent difficiles, il y a du tympanisme. La faim est conservée, mais elle est assouvie dès les premières bouchées, et fait place à la satiété et au dégoût ; les vomissements sont rares, mais la nutrition se fait mal, l'amaigrissement prend de grandes proportions, la peau devient sèche et terreuse. Puis surviennent les ulcérations de l'intestin ; l'affection est plus rebelle au traitement ; les selles sont plus fréquentes, parfois on y trouve de petits amas purulents, parfois aussi des filets ou des caillots de sang ; il y a même de véritables hémorrhagies.

Jusqu'ici nous n'avons parlé que d'entérite chronique, il nous faut arriver à l'entérite tuberculeuse. Et c'est là un point des plus délicats ; il est pour ainsi dire impossible de déterminer quand et comment la tuberculose a fait son apparition chez Louis XIII. Enfant, il était robuste ; il est mort tuberculeux, sans que rien dans son hérédité explique ce processus ; la seule chose indiscutable c'est qu'il y avait longtemps que son organisme était envahi ; mais quand a eu lieu l'éclosion, quelle a été la porte d'entrée ?

La première maladie signalée par Lyonnet est celle de Villeroy, en juillet 1627 ; elle dure plus d'un mois : fièvre tierce, embarras gastrique, gastro-entérite avec tympanisme, il y avait de la fièvre vespérale ; puis en novembre de la même année, devant Saint-Martin-de-Ré, dysenterie ; en 1628 à la Rochelle, inappétence, manifestations arthritiques ; en 1629 le roi est malade à Suze, à Valence, toujours du ventre ; à Livry un accès de

goutte ; à Ecouen une syncope; à Grenoble il a mal aux
dents ; à Saint-Jean-de-Maurienne il est repris de
diarrhée. Ce n'est qu'en 1630, à Lyon, qu'on voit pour
la première fois des manifestations d'un autre ordre ; là
il y a peut-être quelque chose de pulmonaire : fièvre
aiguë, délire avec défervescence le 7ᵉ jour ; on lui pose
des ventouses, et il a des sudations abondantes, mais il
a toujours de la diarrhée, du tympanisme; les selles
sont sanglantes et la maladie se termine par une sorte
d'abcès du rectum, avec une large évacuation de sang
et de pus. Les médecins néanmoins ne sont pas
inquiets.

En février 1631 on note de l'insomnie, de l'inappétence, des vomissements, un peu de dyspnée, le tympanisme est énorme.

En 1632, à Metz, pour la première fois on constate de
la toux à la suite d'un excès de chasse, le ventre est
toujours tendu; à Saint-Germain pendant le carnaval il
a un embarras gastrique fébrile, probablement après
de trop copieux repas; puis à Chantilly goutte, hémorrhoïdes et toux. En 1633, séjour à Forges où il rend des
graviers.

En 1634, en Lorraine, encore de l'entérite, et des
poussées de goutte ; puis pendant trois ans sa santé se
raffermit, il y a une amélioration sensible, le dauphin
naît en 1638 et son père manifeste de nouveau son ner-
vosisme : insomnie, goutte, fièvre tierce et sueurs.

En 1640, à Chantilly, rhumatisme au genou gauche ;
à Montreuil, à Hesdin il retombe malade ; à Dijon, à
Nuits, diarrhée dysentériforme, sans qu'on signale plus
de toux.

En 1641, à Chalon-sur-Saône, fièvre pendant huit
jours avec embarras gastrique.

Puis l'expédition du Roussillon se prépare, au commencement de 1642; avant Narbonne il est pris par la goutte; à Frontignan, entérite; puis à Narbonne longues insomnies, quelque chose à l'anus, peut-être hémorrhoïdes, peut-être abcès, toujours diarrhée; au camp, fièvre avec violentes douleurs abdominales, membranes sanguinolentes dans les selles, et toujours pas de toux; c'est alors seulement que les médecins commencent à s'inquiéter; ils diagnostiquent même une lésion dans le mésocolon. Mais il y a encore une accalmie, sans guérison cependant, puisqu'en novembre de la même année on constate encore de la fièvre le matin.

Et nous arrivons à la dernière maladie, février 1643, où s'il est vrai que dominent toujours les symptômes intestinaux; cependant la toux et à la fin l'oppression viennent s'ajouter au tableau: on nous dit que Bouvard, vers février, avait diagnostiqué un abcès du poumon.

Les lésions cadavériques, nous le montrerons tout à l'heure, sont bien vraisemblablement tuberculeuses; mais, nous le répétons, il est difficile de préciser le début de l'invasion. Il nous semble cependant que les intestins ont dû être atteints avant les poumons. En effet, pas de toux signalée avant 1632, et encore disparaît-elle très rapidement, pour ne revenir qu'à la période ultime, jamais d'hémoptysies ni d'hématémèses; et au contraire, dès 1627, entérite qui malgré des rémissions n'a pas guéri jusqu'à la mort.

Peut-être cette vie au grand air, de voyages et de chasse, le roi dormant les rideaux relevés dans des pièces mal closes, à peine vêtu le jour et sans soucis des intempéries, était-elle hygiénique pour les poumons; tandis que les excès de table, l'abus des mets épicés, et l'usage immodéré des remèdes absorbés « a posteriori », provoquant et entretenant l'inflammation des intestins, les avaient mis en état de réceptivité ?

Aussi opinons-nous pour une entérite tuberculeuse primitive. Cette forme est plus rare, mais elle n'est pas exceptionnelle (1). Les causes prédisposantes en sont peu connues ; on attribue généralement une influence très grande aux irritations du tube digestif. Girode a observé l'entérite tuberculeuse à la suite de diarrhée chronique. Quant aux causes déterminantes, chez le phthisique pulmonaire avéré, on peut expliquer la détermination intestinale par l'auto-infection, et surtout par la déglutition de crachats remplis de bacilles ; dans la tuberculose intestinale primitive il faut incriminer les aliments, et surtout le lait et la viande. L'intestin est un mauvais terrain pour la germination du bacille de Koch, de sorte que pour que l'infection se produise il faut : 1° que les bacilles passent lentement dans le tube digestif; 2° qu'il y ait sur la muqueuse une raison de les fixer. Par conséquent, c'est dans les points de l'intestin où le contact entre la paroi et le contenu se prolonge, que l'inoculation se fait le plus volontiers, à savoir dans la fin de l'iléon et le cæcum. Puis il est aussi des conditions anatomo-pathologiques locales qui favoriseront l'infection. La plus importante est l'entérite prétuberculeuse (Leblond, Rilliet et Barthez, Fonssagrives, Hanot). C'est ce que nous admettons pour Louis XIII.

Voyons maintenant quels sont les signes classiques de l'entérite tuberculeuse (2). Qu'elle soit primitive ou secondaire, c'est toujours la diarrhée qui débute comme

______

(1) Courtois-Suffit. *Maladies de l'intestin* dans le *Traité de médecine* de Charcot et Bouchard, Paris, 1892.

(2) Courtois-Suffit, *loc. cit.*

symptôme ; la tuberculose ulcéreuse de l'intestin est souvent précédée d'une entéralgie particulière ; les évacuations ont parfois un caractère pressant, notre malade en a présenté un exemple à Saint-Quentin. Au début selles mi-liquides, mi-solides ; dans la forme dite colite diphtéritique (Andral) des lambeaux de muqueuse sont évacués dans les selles, comme cela est arrivé au siège de Perpignan. Les selles sont blanchâtres ou grisâtres au début (Lyonnet dit cendrées) ; puis elles se foncent, deviennent gris-noirâtres et bientôt complètement noires ; leur odeur est spéciale : avec les ulcérations la diarrhée prend une fétidité exagérée, presque gangréneuse. (Dubois en a bien noté la puanteur). Les symptômes généraux sont caractéristiques : peau terreuse et sèche, amaigrissement rapide, cachexie qui augmente avec l'évolution successive de la diarrhée. La forme primitive de l'entérite tuberculeuse a une marche continue, progressive, mais qui peut être lente, la diarrhée une fois installée ne cède plus, et la mort arrive presque sans signes pulmonaires.

En résumé, d'après les symptômes cliniques que nous avons relevés, nous croyons pouvoir avancer que Louis XIII était atteint d'une entérite tuberculeuse, vraisemblablement primitive. Il nous faut examiner maintenant les symptômes de la dernière maladie pour tâcher d'établir un diagnostic clinique encore plus précis s'il est possible, puis nous reprendrons le procès-verbal d'autopsie et nous verrons si les lésions anatomo-pathologiques viennent confirmer notre thèse.

Disons de suite que le journal de Dubois et l'ouvrage de Lyonnet concordent absolument dans leur description.

A la fin de *février* tranchées, selles bilieuses, gargouillement abdominal ; à la suite d'une purgation, vomissements alimentaires accompagnés de matières blanches et fétides ; puis, pendant trois semaines, fièvre, selles copieuses, de couleur cendrée, fétides, avec du pus. Nous sommes au mois de *mars* ; après une amélioration de trois semaines la diarrhée reprend, évacuations purulentes, de la grosseur d'un œuf, pendant deux ou trois jours. Purgation et saignée.

1ᵉʳ *avril* : fièvre ; 3 *avril*, matières fétides ; *le 4*, saignée ; les jours suivants les selles sont abondantes, bilieuses, verdâtres, devenant peu à peu plus foncées.

Le 20 avril, consultation : on n'ordonne rien ; les symptômes sont toujours les mêmes : fièvre par accès, nuits mauvaises ; pas de sueurs, diarrhée profuse et fétide.

Ce n'est qu'au *commencement de mai* que le tableau change un peu ; il y avait eu jusque-là, depuis trois mois, quelques quintes de toux : elles deviennent fréquentes, c'est même le symptôme dominant ; *le 8 mai*, vomissement aqueux en toussant ; *le 9*, fièvre continue ; la toux change de caractère, elle n'est plus sèche et intermittente, mais humide et continue ; en même temps crachats abondants, puriformes ; la gorge, le pharynx et la langue se tuméfient ; dysphagie ; selles purulentes, fièvre avec frissons le soir.

Le 10 mai, la fièvre redouble ; les yeux sont convulsés, les extrémités se refroidissent ; vomissements d'une toute autre nature, et sans quinte de toux cette fois, et en même temps douleurs abdominales, à gauche d'abord, mais qui très vite s'irradient et deviennent des plus violentes.

Le 11, la toux persiste ; le ventre est toujours douloureux ; les deux derniers jours la diarrhée est constante, et d'une fétidité intense; le pouls est petit, à peine perceptible; pas de délire vrai, mais de la torpeur, un assoupissement entrecoupé de rêves à voix haute; plus de douleurs; le malade ne prend absolument rien pendant vingt-quatre heures; la dernière nuit, 13 *mai*, un peu de dyspnée; et enfin *le* 14, après une syncope le matin, avec toute sa connaissance, sans agonie à proprement parler, le roi s'éteint, à deux heures trois quarts de l'après-midi.

En resumé, dans cette dernière maladie les manifestations intestinales dominent, et sont même presque seules pendant deux mois; les symptômes pulmonaires sont très peu accentués au début, ce n'est que dans les quinze derniers jours qu'ils prennent véritablement de l'importance. Le 10 mai survient une complication, qui en quatre jours emporte le malade, et cette complication terminale, c'est une péritonite aiguë secondaire par perforation; très vraisemblablement conséquence d'ulcérations tuberculeuses.

Empruntons aux auteurs classiques la description de la péritonite aiguë généralisée par perforation, et nous verrons que c'est bien le tableau que nous venons de tracer d'après des documents authentiques. Une douleur violente (1), avec ou sans frissons, ouvre la scène; la douleur, d'abord localisée, s'étend à tout l'abdomen; elle est aiguë, terrible, intolérable; tout l'exaspère. La fièvre est vive, sans presque de rémission au matin; le ventre est tendu, ballonné; les vomissements se répètent à intervalles plus ou moins rapprochés, les matières vomies sont d'abord muqueuses, puis elles deviennent bilieuses et sont constituées par un liquide

____

(1) Dieulafoy, *Manuel de pathologie interne.*

extrêmement amer et verdâtre (vomissement porracé).
Les symptômes généraux acquièrent rapidement une
notable intensité; dès le 2ᵉ, 3ᵉ, et 4ᵉ jour le pouls
devient très fréquent, filiforme; la face est amaigrie,
grippée, les yeux sont excavés, la prostration est
excessive, les extrémités se refroidissent, la respiration
est saccadée, le collapsus est imminent. Quelquefois (1) les vomissements se suppriment, et, chose
étrange au milieu de cette aggravation générale de
tous les symptômes, la douleur s'atténue souvent;
parfois elle cesse entièrement; quand la péritonite
présente ce caractère, la mort est fatale et à bref délai.
Le plus souvent les malades, conservant jusqu'au bout
leur intelligence, « meurent en parlant » (Grisolle). La
mort survient alors en 3 ou 4 jours.

Nous ne croyons pas qu'il y ait eu, à proprement
parler, péritonite tuberculeuse; s'il y en avait eu,
c'aurait été la forme de tuberculose péritonéale ulcéreuse, qui se limite rarement au péritoine et dans laquelle l'entérite tuberculeuse est fréquente. La plèvre
et le poumon participent presque toujours au processus; elle peut se compliquer aussi de méningite; les
perforations du péritoine vers l'intestin s'y rencontrent
souvent; elles occasionnent une diarrhée intense et,
par suite, augmentent la cachexie; dans cette forme,
les malades meurent autant de leur péritonite que de
la pleurésie possible, mais surtout de la phthisie pulmonaire qui ne manque presque jamais. Mais c'est là une
forme dans laquelle l'ascite est presque constante;
puis la marche n'en saurait être aussi rapide. La localisation franchement à gauche de la douleur; le début

____

(1) Courtois-Suffit, *loc. cit.*

brusque, l'absence de constipation, doivent faire écarter l'idée de typhlite ou d'appendicite; aussi concluons-nous à une péritonite aiguë chez un malade atteint de tuberculose intestinale ancienne.

Avant de voir si les lésions cadavériques viennent confirmer notre diagnostic clinique, nous allons rapidement revenir sur quelques symptômes observés chez Louis XIII, et chercher quelle explication on peut leur donner. Le sang qu'on avait souvent noté autrefois dans les selles, qui n'était pas du melæna, mais bien de véritables hémorrhagies, pouvait venir d'hémorrhoïdes internes; les entérorrhagies se rencontrent aussi dans la tuberculose chronique; enfin, l'hémorrhagie intestinale se produit aussi dans les empoisonnements, et il faut ajouter que l'usage excessif des purgatifs est comparable à un empoisonnement.

Que doit-on penser de ces évacuations de pus abondantes par le rectum, qui se produisirent plusieurs fois, notamment à Lyon, en 1630, avec fièvre, douleur, rougeur et tension locale ; étaient-ce simplement toujours des hémorrhoïdes, ou des ulcérations de l'anus ou du rectum, ou bien encore des abcès de la marge de l'anus ?

Quant au « gonflement de la bouche, de la gorge et de la langue » signalé à la période ultime, faut-il y voir une poussée de tuberculose des amygdales et du pharynx, qui est souvent associée à celle de la bouche et de l'épiglotte (phthisie bucco-pharyngée), dans laquelle la toux, la parole et surtout la déglutition sont des sources de vive souffrance, et qui produit une dysphagie si douloureuse que les malades refusent de s'alimenter? On doit aussi penser au muguet.

Répétons, enfin, avant de quitter le terrain de la clinique, qu'en dehors des manifestations intestinales, rien chez Louis XIII ne pouvait faire supposer un état avancé de tuberculisation, même du côté des poumons : pas de pleurésie antérieure, jamais d'hémoptysie ni d'hématémèse, pas de bronchites anciennes, pas d'expectorations, sauf à la fin. Il est probable que le cœur n'avait pas trop faibli et que les reins n'étaient pas très atteints : pas d'œdème des jambes, ni d'ascite, au contraire une maigreur très accentuée ; pas de dyspnée intense, ni d'accidents urémiques cérébraux. En dehors d'une petite atteinte de gravelle, il n'y avait rien eu du côté de l'appareil urinaire : jamais d'hématuries, pas de troubles de la miction, il urinait facilement couché ; donc aucun signe de tuberculose des voies urinaires ; le seul indice, et combien peu probant, de tuberculose génitale, pourrait être la diminution de l'activité génitale proportionnelle à l'asthénie générale (Louis, Grisolle). On sait que Louis XIII fut un chaste ; mais faut-il voir là une indication pathologique ? Non, certes, car bien des auteurs, au contraire, ont signalé chez l'homme, sous l'influence de la tuberculose, une surexcitation génésique des plus marquées.

En somme, nous insistons sur ce point, nous admettons chez notre malade une entérite chronique bacillaire, très vraisemblablement primitive, avec manifestations intestinales violentes et, par suite, symptômes généraux graves, mais en même temps peu d'envahissement de la tuberculose du côté de tous les autres organes ; localisation spéciale à l'intestin ; puis, brusquement, terminaison fatale par péritonite aiguë ; pour nous, c'est une affection intestinale qui a fait souffrir Louis XIII presque toute sa vie, et qui a amené sa mort.

Voyons, maintenant, si l'anatomie pathologique
vient ajouter, à l'appui de notre thèse, de nouveaux ar-
guments. Nous n'avons pas la prétention de trouver,
dans une autopsie faite au xviiᵉ siècle, des éléments suffisants pour établir avec eux seuls un diagnostic ; aussi
avons-nous surtout insisté sur les signes cliniques ; cependant, nous allons voir que si les notions de leur
science étaient encore rudimentaires, les anatomistes
d'alors étaient de bons observateurs ; et qu'il est facile
de tirer des conclusions modernes de leurs remarques,
qui ne manquent pas de précision.

« A l'ouverture, l'épiploon s'est trouvé consommé »,
infiltré, dirions-nous ; la surface était comme dépolie ;
il n'était pas épaissi, donc pas de péritonite tuberculeuse chronique.

« L'intestin grêle démesurément boursouflé, de couleur blafarde. » Dans la péritonite aiguë, en général,
les intestins sont remplis de gaz et tendent à sortir de
la cavité abdominale dès que la paroi est incisée ; les
organes sont décolorés.

L'exsudat est bien décrit, comme il est d'habitude,
généralement purulent, peu abondant, 500 grammes environ : « nageant dans une sérosité sanieuse et purulente, à la quantité de plus d'une chopine ».

« Le duodénum, d'une grandeur démesurée, est
rempli de bile porracée, le jéjunum tout jaune par
dedans ; l'iléon est moins teint, moins plein d'une
matière plus épaisse. » En effet, dans la péritonite aiguë
la muqueuse est infiltrée, couverte d'une sorte de
mucosité puriforme.

« Le cæcum, dès son commencement, rouge, dépouillé de sa membrane charnue, continuant de plus
en plus jusqu'à la fin du côlon. » Cela ressemble bien

G.   10

aux lésions d'entérite tuberculeuse; l'amincissement, la fragilité de la paroi intestinale sont la règle; les lésions siègent surtout dans la fin de l'iléon et le cæcum; elles peuvent se rencontrer uniquement sur la région cæcale (1) et constituer une variété particulière de typhlite dite typhlite tuberculeuse (2); le cæcum est rouge, tendu, dilaté, avec sa muqueuse violacée et ulcérée par points; généralement il y a amincissement des parois du canal intestinal.

Arrivons enfin à la perforation; c'est au « côlon que s'est trouvé un ulcère qui a percé l'intestin, causé par la descente de la boue qui sortait du mésentère inférieur, qui s'est trouvé ulcéré en plusieurs endroits, et qui a versé sa matière purulente qui s'est trouvée amassée dans tout le ventre ». Cela est bien net, ulcérations multiples et perforation intestinale unique, sur une ulcération; le point anatomique seul n'est pas bien précisé, car il n'est pas aisé de savoir exactement quelles limites on assignait alors au côlon.

Le foie « avait sa face extérieure toute pâle, comme ayant été bouilli »; ceci tient à la décoloration ordinaire des organes dans la péritonite aiguë. « En sa partie cave il se fendait et se rompait en le touchant; dépouillé de sa propre membrane, il s'est trouvé tout desséché et recuit dedans comme dehors ». Cela est moins net, on dirait un foie d'ictère grave.

Au rein droit un petit abcès enkysté; Michel de la Vigne et René Moreau, dans leur relation de l'ouverture du corps, disent que cela n'a pas dû influer sur la mala-

---

(1) Courtois-Suffit, *loc. cit.*

(2) Etudiée par Blatin, Duguet, Paulier, Girode, Pilliet et Hartmann.

die; il faut peut-être là voir un peu d'idées préconçues : on néglige la lésion rénale (il est vrai qu'elle était fort peu considérable), en insistant sur celle du foie, car, pendant la vie, les médecins avaient parlé de flux hépatique.

« Tout le poumon du côté gauche entièrement attaché aux côtes, et moins du côté droit. » Il n'y avait pas de liquide ; et des adhérences des deux côtés ; est-ce une complication de pleurésie sèche à forme péritonéopleurale ? On sait maintenant combien la pleurésie est intimement liée au développement de la tuberculose ; la pleurésie sèche est pour ainsi dire constante dans les lésions du sommet ; souvent même les adhérences pleurales, qui donnent tant de difficulté pour extraire les poumons de la cage thoracique, n'ont pas été diagnostiquées pendant la vie, et sont des trouvailles d'autopsie.

« En la partie supérieure du poumon gauche s'est trouvée une grande cavité ulcérée pleine de boue. » Ceci ressemble fort à une caverne ; cependant d'après les symptômes cliniques elle devait être de formation récente.

Quant à l'estomac, à part des vers, il ne présentait pas grandes lésions. Monsieur Corlieu a parlé d'ulcérations, mais par suite d'une erreur de lecture qu'avait déjà commise Dupuy (1). Le procès-verbal dit simplement : « l'estomac était rempli d'une sérosité noirâtre, qui aurait marqueté son fonds. » Il faut se méfier à l'autopsie, car la muqueuse a toujours été plus ou moins modifiée par la digestion post-mortem ; il y a souvent, par suite de l'infiltration sanguine cadavérique, des

____

(1) Il a lu *vicinis* au lieu de *vermis*.

taches d'imbibition qui portent sur les diverses tuniques ; la muqueuse est noirâtre à leur niveau ; dans les gastrites chroniques aussi et chez les phthisiques il y a des érosions et la muqueuse par suite d'infiltration sanguine est plus ou moins noire.

Quels étaient ces vers, « un d'un demi-pied de longueur, et plusieurs autres petits ? »

Probablement des ascarides lombricoïdes ; la femelle a 30 centimètres environ et le mâle est plus petit ; ver rarement unique, dont on rencontre presque toujours de deux à six individus : il est rare d'en trouver davantage ; son siège ordinaire est le commencement de l'intestin grêle, mais il remonte parfois par le pylore jusqu'à l'estomac (Davaine).

Il est bien regrettable qu'on n'ait pas ouvert la boîte crânienne, comme on le fit pour Louis XIV ; l'étude des méninges aurait pu contribuer au diagnostic.

On voit, comme nous l'avions déjà dit, que les lésions cadavériques sont très vraisemblablement tuberculeuses ; mais à elles seules elles ne sont pas assez concluantes ni assez précises pour suffire à établir un diagnostic ; voilà pourquoi nous nous sommes si longuement étendu sur les considérations cliniques, et comme en somme l'autopsie, si elle ne nous a rien appris de nouveau, n'a pas non plus contredit notre hypothèse, nous nous croyons en droit de conclure à la probabilité du diagnostic rétrospectif suivant :

Louis XIII a fait de la tuberculose intestinale chronique, vraisemblablement primitive, et qui s'est terminée, en même temps que se produisait une poussée aiguë du côté du poumon, de la plèvre et peut-être des reins, par une péritonite aiguë par perforation, conséquence d'une ulcération tuberculeuse ancienne.

On peut se demander maintenant encore, comme n'avaient déjà pas manqué de le faire les contemporains, si le roi a été bien soigné par sa phalange de médecins, et par Bouvard en particulier. Nous avons montré, par les notes biographiques sur les médecins de la cour, quelles haines et quelles jalousies divisaient déjà les hommes de l'art, et combien peu de foi on doit ajouter à leurs accusations ; puis Bouvard, qu'on a beaucoup trop raillé, et ce n'était pas si facile de soigner un malade malgré lui, était un médecin fort instruit pour son temps.

Il reste à savoir ce qu'aurait fait la science d'aujourd'hui, à la place de la médecine primitive d'il y a deux siècles et demi ? Peut-être aurait-elle, comme nous avons essayé de le faire, donné un nom bien précis à la maladie du roi ; mais quant à y remédier d'une manière efficace, nous nous permettons d'en douter.

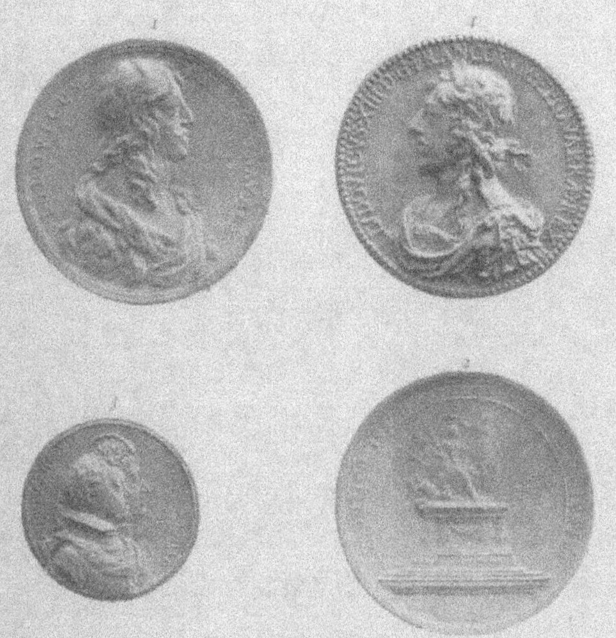

A. Fontemoing, Édit.-Paris.
Berthaud, impr.

1-2. — *Médaille commémorative de la mort de Louis XIII, gravée par J. Roëttiers.*

3. — *Louis XIII enfant et Marie de Médicis, par Guillaume Dupré.*

4. — *Portrait de Louis XIII, par J. Warin, probablement en 1638.*

D'après les pièces du Cabinet des Médailles.

APPENDICE

I

Procès-verbal de l'autopsie de Louis XIII, publié par Dupuy en 1829 (1), d'après le manuscrit des Commentaires de la Faculté.

« Postero autem die (id est 15 mensis maii 1643) hora sexta matutina defuncti regis cadaver apertum præsentibus serenissimo principe ac domino domino de Nemours, marescalco sive castrorum præfecto primario domino de Vitry, domino de Souvré primo cubiculario nobili sive inter nobiles, regi a cubiculis primario, medicis regis ac reginæ primariis, alias quoque medicis et chirurgis, ex utraque familia chirurgorum Paris... Atque in hoc regis cadavere ulcera plurima pure sania ac tabo manantia reperta sunt, variis partibus inusta, mesocolo intestinis omnibus crassioribus, sed unum colo extremo insederat, quod intestinum ipsum exederat et perforaverat, unde purulenta multa ex putrefactis prædicti mesocoli glandulis et vasis ema-

____

(1) Extrait de la *Revue médicale et Journal de clinique*, septembre 1829.

nans et alvo inferiore coercita et cumulata trium libra-
rum semisestariorum parisiensium mensuram implere
poterat. Deprehensus quoque in rene dextro abcessus
sed exiguus, et ferme nihil faciendus. In fundo ventri-
culi lientre abraso vicinis (1) grandior et alii perexigui
plures, et humoris fusci fuliginosi atque ex viridi ni-
gritantis copia insignis, quo, aut simili omnia ad
unum intestina, usque ad extremum recte referta
erant.

Vesicula fellea hepati subjecta et imis ejusdem partibus affixa ab humore bilioso crassiore prope vacua.
Hepar exsuccum plane ac retorridum... simile quod et
duriusculi contra ventrem lanbabat et solvebatur in
grumos. Pulmonis sinistri lobus, pleuræ firmiori ad-
herens et affixus ulcere maximo et profundissimo, pure
plurimo confertus, et putrefactus apparuit.

Hæc autem omnia sedente ac diligenter a Decano
medicinæ (Michel de la Vigne) et a magistro Renato
Moreau, doctore med. et regio professore observata sunt,
qui per 26 dierum spatium christianissimo regi unà
cum aliis medicis supradictis studiose ministrarunt,
ejus imperio vocati, in consilium et Lutetia evocati die
lunæ 20 april, anno domini 1643. »

(1) Il faut lire vermis.

II

*Traduction française de ce même procès-verbal d'autopsie
publiée par le Dr Corlieu (1).*

« Le jour suivant, à la sixième heure du matin, le
corps du roi défunt fut ouvert en présence de sérénissime prince Monseigneur de Nemours, maréchal-géné-
ral des camps, de M. de Vitry, de M. de Souvré, premier
chambellan, des chambellans ordinaires, des premiers
médecins du roi et de la reine et des médecins et chirurgiens ordinaires des deux côtés. On trouva de nombreux
ulcères purulents, sanieux, tabescents, situés en différents endroits, dans le mésocôlon, dans les petits intestins. Il y en avait un à l'extrémité du côlon et qui
avait rongé et perforé l'intestin, d'où une grande collection purulente, provenant des glandes et des vais-
seaux putréfiés du mésocôlon, s'était accumulée dans le
bas-ventre et aurait pu emplir trois demi-setiers, mesure de Paris. Dans le rein droit, on trouva un abcès,
mais petit, et qui n'a dû avoir aucune influence sur la
maladie. Au fond de l'estomac étaient un abcès (2) un
peu plus grand et plusieurs autres très petits, bruns,
fuligineux, verdâtres, noirâtres, analogues à ceux qu'on
a observés sur tout le canal intestinal. La vésicule du
fiel, adhérente au foie, était presque vide. Le foie était

(1) Paris, Germer-Baillière, 1873. 2ᵉ édition, Paris, Honoré Champion, 1892.
(2) Il n'est nullement question d'abcès, mais de vers.

desséché et ratatiné, pressé contre les parois abdominales et s'écrasant en grumeaux. Le lobe du poumon gauche était adhérent à la plèvre par une caverne grande et profonde, pleine de pus.

Voilà ce qu'ont observé scrupuleusement le doyen de la Faculté de médecine, Michel de la Vigne, et René Moreau, docteur-médecin et professeur royal, qui tous deux, pendant l'espace de vingt-six jours ont avec les médecins susnommés donné leurs soins au roi très chrétien, appelés de Paris comme consultants le lundi 20 avril de l'an du seigneur 1643. »

III

DOCUMENT INÉDIT (1)

Lettres de noblesse données par le roi à Bouvard, son premier médecin, en 1639.

« Louis, par la grâce de Dieu Roy de France et de Navarre, à tous présens et avenir, salut.

Nos prédécesseurs Roys n'ayant rien de plus cher que de récompenser les services qui leur ont esté rendus pour donner plus de courage à ceux qui viendront après eux de les imiter, nous avons, à leur exemple, essayé

---

(1) Extrait d'un manuscrit de la Bibliothèque Nationale, fonds français n° 4139, folio 231. — *En marge* (Chartres, VI° mars 1640, annoblissement de M. Charles Bouvard).

par tous les moyens de recognoistre le service de ceux
qui, par leurs vertueuses actions, pourraient être recom-
mandables à la postérité. Or, entre ceux qui approchent
nostre personne, nostre amé et féal M. Charles Bouvard,
conseiller en nos conseils et nostre premier médecin,
nous a tesmoigné une sy grande affection et un soin sy
particullier pour la conservation de nostre santé, em-
ployant tout ce qui est de sa langue et son expérience
pour avec l'ayde de Dieu qui nous a tousjours assisté de
sa grâce et bonté, prévenir et arrester le cours des grandes malladies que nous avons eues depuis que nous
l'avons choisy et appellé à nostre service, que nous
avons estimé le devoir reconnaître avec quelque marque
d'honneur et du ressentiment à tous les siens. A quoy
l'heureuse naissance de nostre cher fils le Dauphin, que
Dieu nous a donné dans un temps qu'il semblait que
nous en deussions avoir moins d'espérance, et la passion
qu'il a et qu'il continue pour sa nourriture et conservation nous portent d'aultant plus que nous sommes très
asseurez qu'il n'a point d'autre but que ce qui regarde
nostre bien et contentement.

Pour ces causes et autres à ce nous mouvant, avons
le dit sieur Bouvard, ensemble sa femme et enffans,
postérité et lignée tant masles que femelles, nais et à
naistre et procréés en loyal mariage, annobly et anno-
blissons, et de nostre grâce spécialle plaine puissance
et auctorité royalle par ces présentes, du tiltre de noblesse décoré et décorons, voullons et nous plaist qu'en
tous lieux et endroicts, ils soient tenus, censés et répu-
tés nobles, et comme tels, ils jouissent de tous les honneurs, prérogatives, prééminances, franchises, libertés

et privilèges dont jouissent et ont accoustumé jouir et
user tous les nobles de nostre royaume, extraits et issus
de nobles et anciennes races, mesmes tenir et posséder
tous fiefs, arrière-fiefs, terres et seigneuries nobles, avec
pouvoir de porter et faire eslever par tout où bon leur
semblera, les armes de leurs maisons telles qu'elles sont
cy empraïnctes et figurées, sans que pour raison de
nostre présente grâce le sieur Bouvard et les siens soient
tenus nous payer et à nos successeurs Roys, aucune
finance, immunité ne supplément ores ne à l'advenir
dont à quelque somme, valleur et estimation qu'elle
soit ou puisse monter, nous audit sieur Bouvard et les
siens, pour les considérations susdites, faict et faisons
don et remise, et les avons quittés et deschargés, quic-
tons et déchargeons par ces présentes signées de nostre
main. Sy donnons en mandement à nos amés et féaux
conseillers, les gens tenant nostre chambre des Comptes
et Cour des Aydes à Paris, prévost dudict lieu, baillifs,
sénéchaux ou leurs lieutenans, et à tous nos autres jus-
ticiers et officiers qu'il appartiendra, que nos présentes
Lettres ils façent registrer, et du contenu en icelles ils
souffrent et laissent ledit sieur Bouvard, sa femme et
enffans, jouir et user plainement, cessans et faisans
cesser tous troubles et empeschemens au contraire, car
tel est nostre plaisir, nonobstant quelsconques édicts,
ordonnances et reiglemens, les edicts faicts par le feu
Henri le Grand, nostre très honoré seigneur et père, que
Dieu absolve, et nous sur ce faict des annoblissemens
les remontrances avons faictes par les depputés de diverses provinces de nostre royaume et autres eedits, décla-
rations et lectres au contraire, ausquelles et à la desro-

gation de la desrogatoire y contenue, nous avons pour
ce regard seulement et sans tirer à conséquence, desrogé
et desrogeons par ces dictes présentes, et affin que ce
soit chose ferme et stable à tousjours, nous avons faict
mettre nostre scel à icelles, sauf notre droict en autre
chose et l'aultruy en touttes. Donné à Saint-Germain en
Laye au mois de May, l'an de grâce M. VIe trente-neuf
et de nostre règne le vingt-neuf. Signées Louis, et sur le
reply, par le Roy de Lomenie. Et à costé visa et scellées
en las de soy du grand scel de cire verte. Et au bas
dudit reply est escript : expédiées et registrées en la
Chambre des Comptes du Roy nostre Sire au registre
des Chartres de ce temps, ouy le procureur dudict Seigneur, information préallablement faicte sur les vie,
mœurs, conversation et religion catholique, apostolique
et romaine, biens et facultés de l'impétrant par un des
conseillers M^rs ordinaire de ladicte Chambre à ce com-
mis pour jouir par ledict impétrant, sa femme, enfans
et postérité de l'effect et contenu en icelles, selon leur
forme et teneur, moyennant la somme de III livres par
luy payée, qui a été convertie et employée en aulmosnes,
le sixiesme jour de mars MVI^e quarante.

Signé : BOURLON.

Me Chaillon
    (*Dijon*). »

IV

DOCUMENT INÉDIT (1)

Forme que l'on observe pour servir le Roy lorsqu'il est malade.

« Lorsque le Roy demande de la viande, l'on en avertist le maistre d'hostel qui est en service, lequel envoye l'huissier de la salle pour en avertir aux offices, afin de venir convoir pour le Roy.

L'aprest se fait en la manière acoustumée en l'antichambre s'il y en a une, sinon de la salle proche de la chambre du Roy.

Ledict aprest estant prest, le gentilhomme servant envoye demander par l'huissier de salle au premier valet de chambre qui est en quartier la table qui se doit mettre sur le lict. Laquelle ledict valet de chambre garde dans ses offices de la chambre, puis l'ayant, met deux serviettes dessus, le cadenas (2) à l'assiette avec une serviette.

Laquelle table ainsy aprestée, lorsque le Roy veult disner, le maistre d'hostel va à la viande qui est aportée à l'ordinaire et posée sur la table où est faict ledict

____

(1) Extrait d'un manuscrit de la Bibliothèque nationale, fonds français n° 4324, folio 96.

(2) Cadenas. — Espèce d'assiette carrée où l'on sert la cuiller, la fourchette et le couteau. Un des côtés est retroussé et élevé de deux doigts, avec un petit couvercle où l'on met du sel, du sucre et du poivre. (*Dictionnaire universel*, dit de Trévoux, édit. de 1732, t. I, p. 1316.)

aprest, de laquelle l'essay (1) est fait par le gentilhomme servant en la présence dudit maistre d'hostel, et lorsque le Roy la demande ladicte petite table garnie comme dessus est portée par le maistre d'hostel qui laisse son baston à la porte de la chambre entre les mains de l'huissier de salle pour tesmoignage qu'il n'a aucune interdiction de la chambre où est le Roy malade.

Estant en ladicte chambre, si Monsieur le grand maistre y est, luy présente ladicte table pour mettre sur le lict, sinon il la met luy-mesme, si le Roy ne lui commande de la bailler à quelque prince ou grand qui soit près de luy, autrement il ne le doit faire.

Puis ledict maistre d'hostel va prendre à la porte de la chambre des mains du chef de panneterie (ou de l'ayde s'il n'y est) la serviette roullée, laquelle il présente au grand Maistre s'il y est pour la bailler au Roy sinon il la baille luy-mesme.

La viande est portée par les gentilshommes de la chambre, qui preignent des mains du gentilhomme servant après en avoir fait l'essay en sa présence.

Et quand le Roy demande à boire, c'est le maistre d'hostel qui y va rapportant en ses mains la coupe avec un essay (1) suivy du chef du gobelet et de son ayde.

(1) Le mot essay est employé ici avec diverses acceptions.

Essay-épreuve. On fait des essais des viandes qu'on sert sur la table du Roy.

Essay. Se dit aussi du pain que l'Ecuyer-bouche présente au maitre d'hôtel du Roy, avant que de servir les viandes devant sa majesté, et que le maître-d'hôtel mange après en avoir touché les viandes.

Essay. Se dit aussi du vaisseau ou vase qui sert à faire l'essay. On appelle aussi essay le couvercle de la tasse ou de la coupe dans lequel on fait l'essay chez les princes.

(*Ibid.*, t. II, p. 1485.)

Et si tost que le vin et l'eau sont dans la couppe à mesme temps que le maistre d'hostel en a versé dans l'essay du chef du gobelet pour faire l'essay, l'ayde sort, et le chef demeure pour reprendre la couppe des mains dudict maistre d'hostel après que le Roy a beu.

C'est la forme que les Roys ont acoustumé d'estre servis lorsqu'ils sont au lict malades. »

V

Le Château neuf de Saint-Germain-en-Laye.

Il nous a semblé intéressant de rechercher ce qu'était le Château-Neuf de Saint-Germain, aujourd'hui détruit, et de voir si l'on pouvait retrouver l'emplacement exact de la chambre où est mort Louis XIII. Nous ne pouvions mieux faire que de nous adresser à M. Charles Normand, l'éminent architecte et le profond érudit, dont nous connaissions les travaux sur ce sujet. Avec une amabilité dont nous ne saurions trop lui exprimer notre reconnaissance, il a bien voulu mettre à notre disposition les clichés des trois planches que nous reproduisons ici et que nous avons choisies parmi les nombreuses illustrations qui ornent son remarquable ouvrage. Nous en avons encore extrait les détails qu'on va lire et, grâce à lui, nous espérons avoir déterminé d'une manière absolument précise le point particulier qui nous intéressait dans l'histoire du Château de Saint-Germain.

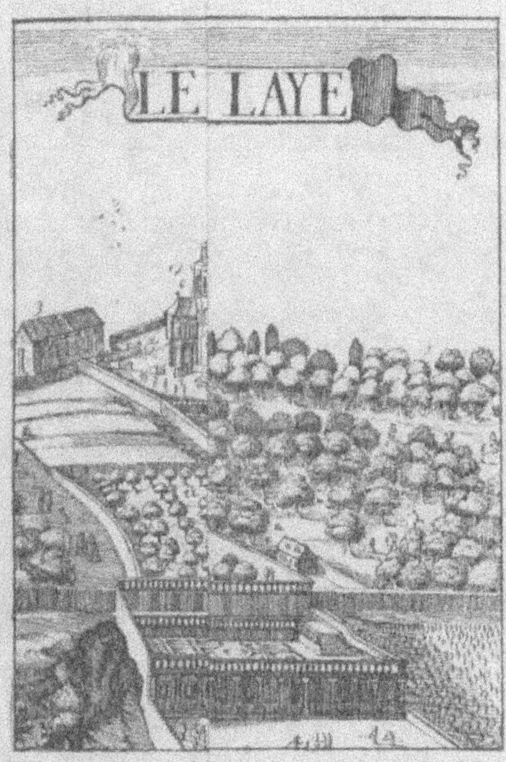

Cette gravure est extraite de chez Jean Saure, excud. avec privil. du Roi.

1. Le Château Royal.   La Grande Salle.
2. La Basse-Cour.   Les deux Petits Jardins.
3. Le Jeu de Paume.   Les deux chapelles du Roy et de la Reine.

Pour déterminer l'endroit où rencontre est la chambre du roi.

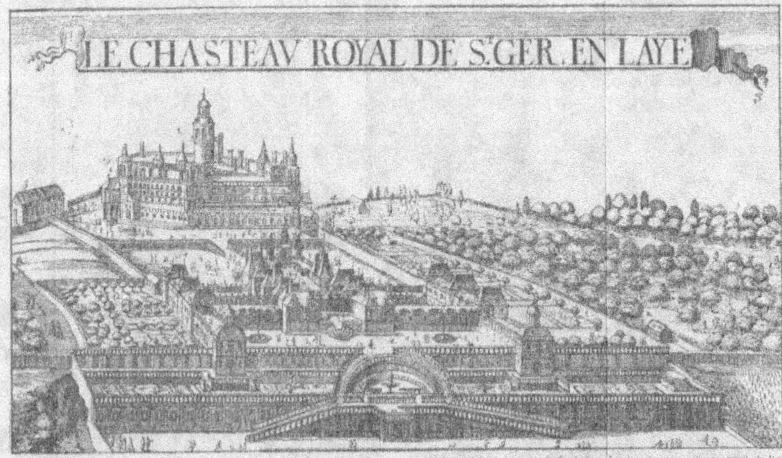

(Cette gravure est extraite de l'Art des Monuments et des Arts. l. A. Paris, 1624.)   Paris, rue Saint-Jacques, près la Sainte-Chapelle, chez Jean Sauve, ... avec privil. du Roi.

1. Le Chasteau Royal.
2. La Basse Cour.
3. Le Jeu de Paume.
4. Le Grand Jardin du Roy.
5. Le Parc.
6. La Cour d'entre les trois Chasteaux.
7. La Cour de devant la Grande Salle.
8. Les deux Corps des Officiers.
9. Les Galeries du Roy et de la Reine.
10. La Grande Salle.
11. Les deux Petits Jardins.
12. Les deux comp... du Roy et de la Reine.

Pour déterminer l'endroit précis où est mort Louis XIII il faut, av. ...

Pour de plus amples détails, nous renvoyons à la
source (1) ; la lecture de cette étude est profondément
attrayante, l'auteur s'est servi des documents inédits les
plus précieux, et la série des belles planches qui l'accompagnent en font une œuvre de tout premier ordre, et
qui certes a bien un peu contribué à valoir au recueil
où elle a paru la haute distinction (prix Bailly, décerné
à l'unanimité par l'Académie des Beaux-Arts) dont
l'Institut a honoré M. Charles Normand.

On dit que François Ier avait fait jeter quelques fon-
dations du Château-Neuf de Saint-Germain-en-Laye ;
mais c'est à Henri IV et à Marie de Médicis qu'on en doit
la construction, ainsi que celle des grottes et des jeux
d'eaux. Marchand fut l'architecte, le Florentin Francini
fit les ornements, mais ce fut Claude de Monconnis,
président des finances en la généralité de Lyon qui fit
la preuve de la « hardie invention » d'élever les eaux
plus haut que leurs sources en appliquant son savoir
aux jeux d'eaux du nouveau château de Saint-Germain (2).

Le Château-Neuf (3) avait deux entrées ; l'accès secondaire était une petite porte ouverte sur la Seine, au

(1) Le Château-Neuf détruit de Saint-Germain-en-Laye, restitué
sur ses vestiges d'après des estampes et des manuscrits inédits, par
Charles Normand, lauréat de l'Institut, architecte diplômé par le
gouvernement, directeur de l'Ami des Monuments et des Arts, secrétaire de la société des Amis des Monuments parisiens...

Voir *L'Ami des Monuments et des Arts*, Paris, 98 rue de Miromes-
nil ; t. IX, 1895 ; t. X, 1896 ; t. XI, 1897.

(2) Ch. Normand, *l. c.*, t. IX, p. 48.

(3) Id., *ib.*, t. XI, p. 22.

bas du coteau, et se trouvait à peu près vis-à-vis le pont
actuel du Pecq, au point où, sur la rive gauche, débouche
la route des Grottes ou de Paris. L'entrée principale
était au haut du coteau, près le Château-Vieux, dans
l'axe de la rue Thiers actuelle. Le tracé de cette rue
Thiers, anciennement rue du Château-Neuf, garde la
place et le souvenir de la chaussée pavée qui traversait
la pelouse de 400 mètres servant à relier les deux châteaux, et que l'on voit sur les gravures dont nous
donnons ici la reproduction (*plan général*).

L'auteur du Journal d'Antoine (1) en donne la description suivante : « Ce château est un des plus jolis
qu'il y ait dans le royaume, ayant été bâti sur un
dessin particulier. La principale cour est d'une figure
hexagone ; tous les bâtiments sont faits de pierres de
taille, façonnés avec des briques par des compartiments
peu élevés en plusieurs pavillons réguliers d'ardoise et
plomb, fort proprement et n'ayant qu'un étage lam-
brissé : les premiers appartements sont au rez de

(1) La bibliothèque de la ville de Saint-Germain possède, outre le
manuscrit de l' « histoire de ce qui s'est passé à la maladie et mort
du roi Louis XIII » dont M. Cramail a publié des extraits, un autre
manuscrit du même Antoine intitulé : « Antiquités et origines de
Saint-Germain-en-Laye et ses environs, avec la relation de la maladie et de la mort de Louis XIII roi de France ».

Elle possède encore, de Jacques Antoine, le fils, manuscrite, une
« histoire des antiquités, églises, abbayes, prieurés, châteaux, forêts
et autres lieux situés dans les limites de la capitainerie de Saint-
Germain-en-Laye, suivie d'un récit fidèle et journalier de la mort de
Louis XIV ». M. E. Drumont a publié, d'après un manuscrit appartenant à Victorien Sardou, la partie qui a trait à la mort de
Louis XIV. Paris, Quantin, 1880.

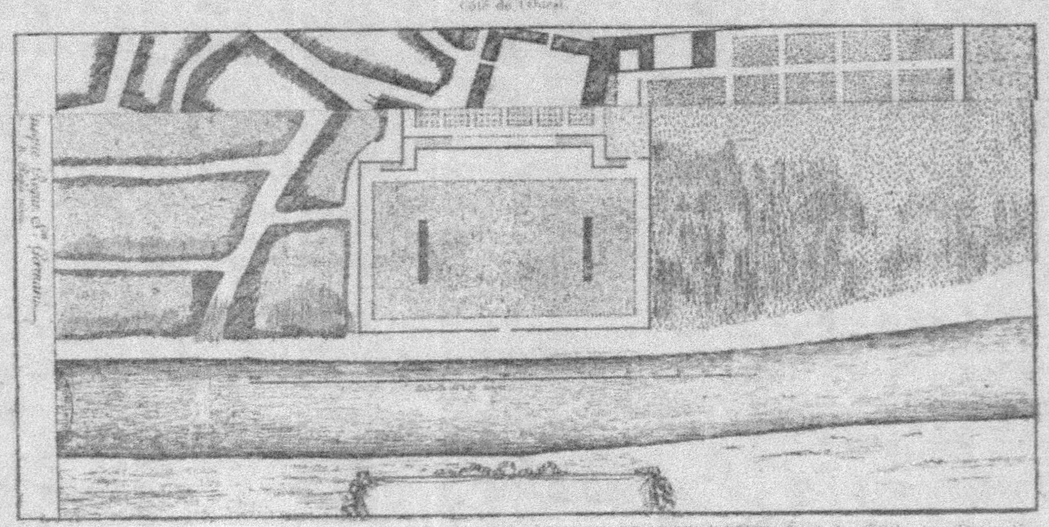

PLAN GÉNÉRAL DU CHÂTEAU-VIEUX (A), DU CHÂTEAU-NEUF DÉTRUIT (B) ET DE SES JARDINS, d'après Israel Silvestre. (État postérieur à 1663. — La rampe circulaire est remplacée par des rampes droites. — F G, la Seine. — C, Saint-Germain-en-Laye. — D, la grande terrasse. — E, Chemin de fer.)

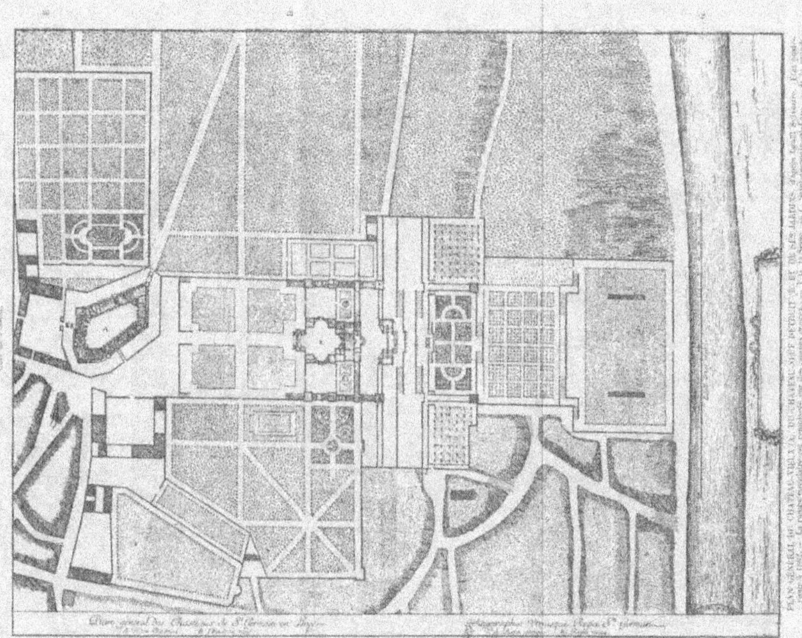

chaussée, fort grands et magnifiques et très bien exposés, ayant la vue, par devant, au soleil levant où se voit la plus belle vue qui soit dans l'univers, et de l'autre côté sur des cours où il y a plusieurs beaux logements pour les personnes de qualité et pour les officiers de la suite du Roy.

« La principale porte est du côté du Vieux-Château, qui est orné d'un fort beau portail, soutenu par douze grosses colonnes de pierres rondes ciselées et taillées en compartiments de broderies, sous lesquelles il y a un vestibule avec une terrasse dessus entourée d'un balustre de pierres tournées avec des pilastres de distance en distance.

« De cette porte, on entre dans la principale cour qui est d'une très belle figure, au bout de laquelle est l'entrée de la grande salle qui sépare deux grands appartements, et sert de passage pour aller dehors sur les terrasses; le premier appartement est à droite en entrant qui était celui de la reine Marie de Médicis... L'autre grand appartement du Château-Neuf est à gauche de la grande salle; il sert au Roy, et est composé d'autant de pièces que celui de la Reine, avec une galerie pareille, ornée et peinte de même, à l'exception des tableaux qui sont de l'histoire de Diane à la chasse, dans de beaux paysages... Ce fut dans cet appartement que naquit le Roy Louis XIV, le 5 septembre 1638, et aussi que mourut le roi Louis XIII, le 14 mai 1643, lequel y logeait fort souvent. »

Dans un autre passage du journal d'Antoine on lit encore : « L'état de santé du roi empirait si fort qu'à

dater du 7 mai, la reine ne voulut plus le quitter dès ce
moment, et pour ce sujet ordonna qu'on lui apportât
un petit lit dans un cabinet qui est près de la chambre
du Roy. »

Nous avons vu dans Dubois, que l'autopsie fut faite
« en la galerie proche la chambre du Roy » (*voir le
plan particulier*). Du reste la gravure que nous reproduisons donnera mieux que toutes les descriptions
l'idée de ce qu'était ce château au xviie siècle.

Nous allons voir rapidement quand il fut détruit et ce
qu'il en reste aujourd'hui. Le Château-Neuf fut donné à
monsieur le comte d'Artois en 1776; c'est lui qui fut le
principal artisan de sa ruine (1), car il se proposa de le
faire démolir pour le faire rebâtir sur de nouveaux
plans. On commença la destruction en 1777, mais les
travaux furent suspendus alors que l'on n'avait achevé
que deux terrasses, et l'on n'éleva aucun palais en place
de l'ancien. La révolution vint et, en exécution de la loi
du 28 ventôse an IV (18 mars 1791), les bâtiments et
terrains du château furent divisés par lots, et la plus
grande partie vendue en 1797 et 1798. La partie inven-
due comprenait le pavillon du Roi, l'ancienne chapelle,
appelée depuis pavillon Henri IV, et les ruines des grottes.
Le dernier coup fut donné quand on affecta, en 1833-
1836, une partie des terrains au changement de tracé,
entre le Pecq et Saint-Germain, de la route nationale
n° 190, de Paris à Mantes par Chatou; une plaque voi-
sine de la Seine la qualifie encore aujourd'hui de Route
des Grottes, gardant ainsi pour quelques artistes ou

(1) Charles Normand, *l. c.*, t. X, p. 168.

lettrés le souvenir de la huitième merveille du monde, dont il ne subsiste plus que quelques débris de grottes, de rampes, de terrasses, les deux pavillons d'Henri IV et de Sully. Le pavillon Henri IV et 67 ares de terrain furent vendus par l'Etat moyennant 20.100 francs, le 3 mai 1833. L'acquéreur, monsieur Planté, restaura le pavillon en lui laissant son caractère architectural, et y ajouta des constructions importantes : le tout appartient depuis 1837 à la Compagnie des chemins de fer de l'Ouest ; on y a établi depuis l'hôtel-restaurant bien connu. Le surplus des terrains, terrasses, rampes et grottes a été acquis par la ville en 1836 et 1886.

Voici ce qui reste aujourd'hui (1) du Château-Neuf sur le territoire de Saint-Germain :

Les rampes, grottes, terrasses et terrains appartenant à la ville.

Le pavillon Henri IV comprenant la grotte et les terrains en dépendant, appartenant à la Compagnie des chemins de fer de l'Ouest.

Le pavillon de la Reine et les terrasses et terrains en dépendant, appartenant à M. Debacker.

Sur le territoire du Pecq on peut voir encore : le pavillon du Peintre ou du Jardinier appartenant à M. Bertrand, directeur de l'Opéra, et plusieurs parties de terrasses qui sont à divers particuliers. M. Charles Normand a eu la curiosité de voir les parties du corps de logis principal qui subsistent encore, et il a reconnu ceci (2) : La rue Thiers, ancienne rue du Châ-

(1) Ch. Normand, *l. c.*, t. X, p. 344.
(2) Id., *ibid.*, t. XI, p. 94.

teau-Neuf, occupe la place du centre du logis ; son axe coïncide avec l'axe est-ouest du palais, dont les extrémités nord et sud sont encore debout ; l'une est le pavillon dit Pavillon Henri IV et on le voit dans le restaurant ; l'autre, dit Pavillon de la Reine, appartient à Mme la marquise de Blérancourt : quoique refait il est visible dans le jardin de M. Debacker, dont la porte ouvre au n° 20 de la rue Thiers, vis-à-vis celle du restaurant Henri IV. On trouve chez M. Debacker la seule encore subsistante des niches décorant le mur de soutènement de la terrasse supérieure ; cette dernière était à peu près au niveau de la cour actuelle du restaurant. Des bords de la Seine on peut relier par la pensée ces deux pavillons extrêmes, et se figurer ainsi quelle était la longueur de la façade.

Le pavillon où est installée une dépendance de l'hôtel-restaurant, connu sous le nom de Pavillon Henri IV, était jadis la chapelle du Roi ; ses façades en briques et pierres sont intactes et sont conformes aux estampes ; cette chapelle est figurée sur les gravures sous la forme d'un pavillon à dôme qu'on y voit à droite, et contre lequel s'appuie le mur encore subsistant de la grande terrasse ; les bâtiments qui, perpendiculairement à la direction de la grande terrasse, buttent dans son alignement, le long du parterre qui mène à la gare, sont ceux des anciens communs. Ils subsistent encore, et on peut les voir le long du parterre de la grande terrasse ou dans la cour du restaurant Henri IV.

« J'ai eu, dit M. Normand (1), la curiosité de cher-

_____

(1) Charles Normand, *loc. cit.*, t. X, p. 354.

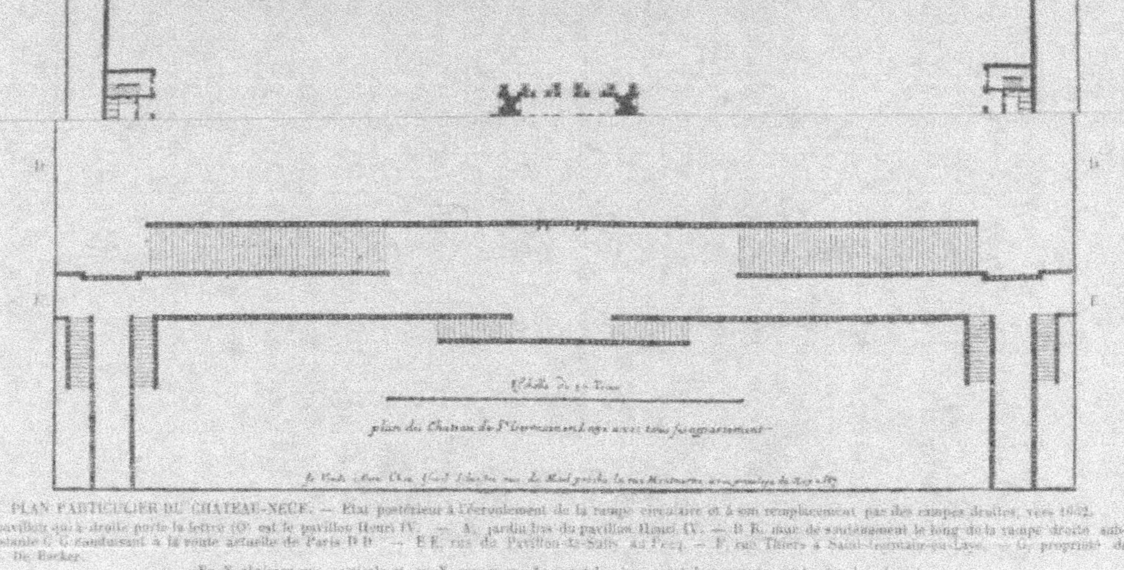

PLAN PARTICULIER DU CHATEAU-NEUF. — État postérieur à l'écroulement de la rampe circulaire et à son remplacement par des rampes droites, vers 1662.

Le pavillon qui à droite porte la lettre (O) est le pavillon Henri IV. — A, jardin bas du pavillon Henri IV. — B B, mur de soutènement le long de la rampe droite subsistante C G conduisant à la route actuelle de Paris D D. — E E, rue du Pavillon-le-Sais au Pecq — F, rue Thiers à Saint-Germain-en-Laye. — G, propriété de M. De Becker.

En X, abaisser une verticale et, en Y, mener une horizontale ; leur point de rencontre est la chambre du roi.

RECONSTITUTION par relevés Emanuel du Château-Neuf d'après de [illegible] Germain-en-Laye
(Le plan est extrait de l'Ami des Monuments et des Arts, t. IX, Paris, 1895.)

Échelle de 50 Mètres

Plan du Château de S.-Germain-en-Laye en son plan primitif

PLAN PARTIEL DU REZ-DE-CHAUSSÉE DU CHÂTEAU-NEUF. — État primitif à l'emplacement de la rampe actuelle et à son emplacement des des corps de [illegible] vers 1602. Le pavillon aux [illegible] porte la lettre O, est le pavillon Henri IV. — A, [illegible] de la galerie Henri IV. — B.B. mur de soutènement de [illegible]. — C, [illegible] à la route actuelle de Paris D.D. — E.E. rue de l'église [illegible], ou [illegible]. — F, rue [illegible] à Saint-Germain-en-Laye, ou [illegible] de S. du Rocher.
En X, [illegible] une [illegible] et, en Y, [illegible] une terrasse [illegible] [illegible] de [illegible] où la chambre du roi.

cher à préciser le lieu de la naissance de Louis XIV.
Quel est l'endroit qui, dans la ville de Saint-Germain,
correspond à celui où s'élevait cette portion du Château-
Neuf dans laquelle le grand Roy vit le jour ? Pour
répondre à la question, je me suis servi de la méthode
topographique ; sur le plan du Château-Neuf gravé par
Sylvestre, j'ai dessiné le tracé actuel des rues et des
maisons. L'axe de la rue Thiers correspond à l'axe est-
ouest du Château-Neuf, au sud duquel était l'appartement de la Reine ; l'appartement du Roy était au côté
nord de cet axe, c'est-à-dire à main gauche du pro-
meneur qui va vers la Seine après avoir quitté le
Château-Vieux, subsistant actuellement. Le journal
d'Antoine nous apprend que Louis XIV naquit dans
l'appartement du Roy, qui se trouvait, quand on venait
du Château-Vieux, à gauche de la grande salle dont la
rue Thiers a pris la place.

La partie sud de l'emplacement du restaurant
Henri IV occupe le terrain où l'on trouvait jadis cet
appartement ; ainsi le lieu de naissance de Louis XIV
se trouve entre la rue Thiers et la cour du restaurant ;
comme Louis XIV dut voir le jour dans une des
chambres à coucher figurées sur le plan reproduit
(*plan particulier* de Sylvestre), on est en droit de
conclure ainsi :

Louis XIV naquit dans cette partie du restaurant
Henri IV qu'on trouve à main gauche en y entrant par
la rue Thiers, et où l'on voyait la chambre à coucher
du Roy. »

C'est dans le même lit et dans la même chambre
qu'est mort Louis XIII, nous l'avons établi ; nous préci-

serons encore plus en disant que cette chambre faisait
l'angle du corps de logis principal, avec une fenêtre au
Nord et une autre à l'Est, donnant sur la Seine, et par
laquelle le roi dans son lit pouvait apercevoir Saint-
Denis. En traçant, par la pensée, les lignes que nous
avons indiquées sur la vue du Château-Neuf et sur le
plan particulier de Sylvestre, on en marquera exactement l'emplacement.

VI

DOCUMENT INÉDIT (1).

Lettre de l'ambassadeur vénitien, sur la mort du roi.

« Paris, 15 *mai* 1643.

Prince Sérénissime,

Après le cours d'une longue et très pénible indisposition, le Seigneur Dieu a rappelé de cette vie au ciel
le Roi très chrétien Louis XIII, d'heureuse mémoire.

Mardi soir, le 11 du courant, après l'expédition de
ma dernière dépêche, dont je joins ici le double, le mal
du Roi empira, et le réduisit au point de désespérer de

(1) Extrait d'un manuscrit de la Bibliothèque Nationale, fonds italien,
n° 1820, folio 82 ; (la traduction est aussi littérale qu'il a été possible).

sa santé. La nuit il fut sur le point de mourir : le matin
du mercredi il reçut le Très-Saint-Sacrement en viatique, et il dit que, comme c'était la troisième fois, ce
serait la dernière. Le soir du dit jour, il parla à la
Reine, à Monsieur le duc d'Orléans, avec les sentiments
d'une grande tendresse, et avec des persuasions très
efficaces au dit Monsieur le duc d'Orléans de rester toujours uni à la Reine, et des prières affectueuses de ne
point l'abandonner. Cette action du roi fut accompagnée par de très chaudes larmes de la part de la Cour.
La Reine ne pouvant se maîtriser tomba évanouie et
Monsieur le duc d'Orléans se montra très affligé. La
nuit qui précédait le jeudi, le Roi la passa en agonie,
et le matin, deux heures après le lever du soleil, pris par un
évanouissement, il resta comme s'il eût été mort, ayant
perdu la parole, le pouls, la chaleur. On le crut mort
pendant deux heures. La nouvelle se répandit ici, à tel
point que le Louvre s'arma et le peuple prit les armes.
Une heure avant midi il reprit, et dans sa respiration
on put voir se rallumer les marques de quelque espoir.
Ayant repris la parole avec un timbre assez bon, il
appela le médecin et le pria de lui dire combien il
croyait qu'il pouvait lui rester de vie.

Le médecin, n'ayant pas senti le pouls dans sa place
habituelle près de la main, le tâta au milieu du bras et
dit au roi que c'était l'indice d'une autre crise : s'il
pouvait la supporter il aurait vécu jusqu'à aujourd'hui,
mais sinon il était sur le point de mourir dans deux
heures. Le roi dit : Dieu soit loué, je m'en vais de bon
cœur. Il fit ouvrir le rideau du lit et une fenêtre par
laquelle on pouvait voir le clocher de Saint-Denis, où

sont les tombeaux des rois, et, répétant avec une grande intrépidité : « Voici ma demeure, je m'en vais », il appela le confesseur auprès de lui, et le chapelain qu'il chargea de lire la passion de saint Jean ; et ayant fait sortir les laïques de sa chambre, il exhorta les religieux à prier pour lui à haute voix, répondant lui-même aux prières desdits religieux.

Hier 14 du mois courant, jour de l'Ascension, à 2 heures de l'après-midi, toujours avec la plénitude de ses facultés et de sa piété, il rendit tranquillement l'âme au Seigneur Dieu. Sa Majesté est morte le même jour où mourut le roi son père, et où il ceignit cette couronne, c'est-à-dire le quatorzième jour de mai, dans lequel il a précisément accompli trente-trois ans de Pouvoir Royal, bien que la plupart du temps pour ainsi dire avec une puissance très limitée (1), dans ses premières années par la tutelle et autorité de sa mère, et dans les dernières par la domination du feu Cardinal qui a outrepassé dans sa fonction de Ministre les limites du Ministère. En septembre prochain le Roi aurait accompli sa quarante-deuxième année.

La nature de la maladie qui a donné la mort au roi a été (d'après ce que les médecins affirment) un abcès développé au ventre lors du siège de Perpignan. Cet abcès se creva lorsque le roi courut danger de mort, et comme on ne put en tirer le pus (*putredine*) parce que c'était dans les viscères, il se forma un ulcère sur (2)

____

(1) Avec la naïveté de ses phrases, il avait vite fait de juger un règne.

(2) Littéralement : sur cette écorce de peau (*sopra la qual scorcia di pelle*).

les tissus d'enveloppe, qui a traîné jusqu'à ce qu'il se
produisit d'autres petits abcès, qui crevèrent en formant
un gros dépôt de pourriture (*putrefattione*) dont furent
engendrés les vers, et à ceux-ci on doit les convulsions
et les accidents qui ont tant de fois réduit le roi à l'extrémité.

Le peuple (bien qu'on voie évidemment la cause de
la maladie) ne laisse pas de murmurer et de parler tout
bas de poison ou de maléfice contre la vie du Roi; et il
accuse le défunt Cardinal d'être celui qui, plein de dépit
de la défiance du Roi, lui aurait donné du poison à longue
échéance; et cela parce que le Cardinal avant de mourir
avait laissé échapper de sa bouche que le roi n'avait plus
que six mois à vivre; en effet il s'est écoulé six mois
depuis la mort dudit Cardinal; on dit aussi que Sa
Majesté fut mise à mal (1) par l'échange d'une petite
croix donnée au Roi par la Reine, pleine de reliques, et
qu'on reconnut évidemment avoir été changée, car au
lieu de reliques on y trouva des matières indifférentes
et suspectes, à tel point que ladite croix fut jetée au feu.
Cela est cependant un bruit incertain et vulgaire, né du
soupçon et de la haine contre le Cardinal plutôt que
d'une trace de fondement. Tous les parents du défunt
Cardinal ont cependant convenu de sortir de la ville
avec le plus grand soin, et de se mettre en sûreté plus
loin, craignant le danger de quelque violence populaire
contre eux.

Avant que le Roi expirât on emmena la Reine hors de
la chambre de Sa Majesté; et, le Roi mort, accompagnée

____

(1) *Ammaliato* — ensorcelé — envoûté (?).

par M. le duc d'Orléans et par toutes les princesses qui
se trouvaient à Saint-Germain, elle se rendit à la chapelle faire oraison. Étant revenue elle tint conseil dans
sa chambre et se mit au lit très affligée, remettant son
arrivée dans cette ville jusqu'à aujourd'hui. On a donné
ordre aux eschevins, au prévôt des marchands, et à
d'autres personnages, d'aller à sa rencontre, de faire
armer le Peuple pour recevoir le nouveau Roi, qui est
attendu ici avec sa mère vers le midi.

Tous les Princes qui se trouvent à Saint-Germain, la
Reine sortie de la chapelle, allèrent trouver le Dauphin
qui dorénavant s'appellera Louis XIV, pour le reconnaître comme leur légitime Souverain, Seigneur et Roi,
et lui prêter serment de fidélité et d'obéissance. Cette
cérémonie eut lieu sans aucun désordre ni trouble;
cependant le nouveau Roi n'a pas encore atteint sa cinquième année, qui sera accomplie au mois de septembre.
Toutefois c'est un prince de noble aspect, qui respire
la grandeur, et qui promet en son temps à ce royaume
(d'après ce que s'accordent à dire les auspices) des
événements de prospérité.

En attendant, le Peuple, par la perte du défunt Roi,
est plongé dans une grande douleur; Sa Majesté fut toujours très aimée, soit par un instinct naturel de la
nation, soit par le mérite de ses propres qualités. Parmi
toutes les vertus qui resplendirent dans le Roi, la piété
fut en lui, plus que toute autre vertu, singulière et
abondante, le Roi ayant eu une existence sans tache.
Votre Sérénité a perdu par la mort de ce Roi un ami bon
et sincère, s'étant déclaré tel et l'ayant professé ouvertement ces derniers mois de son existence, de sorte que,

dans la commune perte de la chrétienté, Votre Excellence ne prend pas une petite part.

Il ne paraît pas jusqu'à présent qu'un événement de tant d'importance soit pour apporter quelque nouveauté, bien que sous peu on puisse prédire sûrement quelque conflagration. Le coup étant prévu depuis longtemps, les âmes étaient disposées à le supporter; cela a permis de prendre des dispositions pour éviter le désordre et les troubles. Il ne fait pas doute cependant que d'ici quelque temps il ne survienne quelque agitation ou changement; cette nation étant habituée à ne se tranquilliser que dans l'inquiétude (1).

La Régence sera faite par la Reine, et si la Reine continue, comme elle fait à présent, à être en bonne harmonie avec M. le duc d'Orléans et en bonne intelligence avec Condé, elle fera de rapides progrès. Quant aux ministres, les clauses et les précautions qu'ils ont insérées à leur profit personnel dans la déclaration de régence, seront jugées de peu de valeur et de durée; car bien que dans cette déclaration on ait spécifié qu'on ne peut augmenter ni diminuer le nombre des ministres, on croit dès maintenant que seront introduits dans le conseil le président Talon (?), le duc d'Elbeuf, qui dépendent de la reine et sont ses confidents, et M. de Bellegarde, confident de M. le duc d'Orléans, de sorte qu'à cette ouverture (du conseil de régence) il pourrait s'étendre, et même comprendre d'autres nouveaux venus.

(1) *Avezza questa natione a non acquietar che nell' inquietudine.* Jolie et profonde réflexion sur le caractère du peuple français.

Chavigni avec le père (?), et le Chancelier, avant que le Roi mourût se sont jetés dans les bras de la Reine, la suppliant de leur accorder son patronage, et l'assurant que pour eux la déclaration du Roi n'avait d'autre vigueur que celle qui venait de la prescription de sa volonté, à elle; et la Reine a répondu par de bonnes paroles.

Beaucoup de personnes doutent de la conservation dudit Chavigni, étant haï par tout le monde, et non plus pas très bien vu par la Reine. C'est lui qui s'est fait beaucoup d'ennemis à l'occasion de la maladie du roi, ayant prétendu se faire le dispensateur des charges et des grâces. Le Cardinal Mazzarini verra, temporisera, jusqu'à ce qu'il voie si dans l'administration du gouvernement futur, il trouvera son compte. En attendant il déclare publiquement qu'il veut aller à Rome, mais il ne le fera que s'il y était obligé. Il joue d'adresse vis-à-vis de la Reine, de M. le duc d'Orléans et du prince de Condé, et il est assez bien vu.

Ce qui angoisse le plus les âmes dans l'état présent des choses, c'est l'incroyable détresse d'argent; tous les fermiers ayant clos les paiements, toutes les tailles et contributions étant expirées; et l'on n'a pu renouveler l'impôt à cause de la maladie de Sa Majesté, de sorte qu'il est convenu qu'on mettra la main au Trésor public; et si cela continuait tout l'encaisse serait réduit à néant. Il sera difficile de contraindre les provinces à des contributions d'argent, et cela parce que ces provinces sont fatiguées et impatientes de tant de charges; et aussi à cause du peu de vigueur pour commander et avoir de l'autorité dans une telle période. Cependant les germes des agitations et des troubles futurs dans ce Royaume (d'après ce qu'on peut voir dès à présent) sont au nombre de deux : le premier c'est que les provinces ne veulent plus se soumettre aux nouvelles taxes; le deuxième c'est que quelques-uns de ces princes sont peu contents de cet état de choses et très avides de nouveautés.

Il y a deux jours le Parlement fut appelé au Louvre par le Chancelier, afin de pourvoir aux besoins de la Couronne. Il refusa manifestement d'y aller si le Roi ou la Régente n'étaient pas présents.

Le Cardinal Mazzarini expédie un courrier en Italie, avec des ordres précis pour Casale, et avec bon ordre afin que, par suite de la mort de Sa Majesté, il ne se produise pas dans cette place quelque événement préjudiciable.

La mort de Sa Majesté me cause une grande dépense extraordinaire, étant obligé de porter le deuil comme feront non seulement les Ministres et les Princes, mais aussi tous les gentilshommes particuliers. Ce sera une dépense excessive parce que le drap qui l'année passée valait dix (écus ou francs) est monté à plus du double, à cause du besoin dont en a tout le monde, et de la consommation. C'est la troisième fois qu'il faut me soumettre à une telle dépense : à l'occasion de la mort de la défunte Reine mère j'en eus l'ordre exprès. J'espère maintenant qu'eu égard aussi à ces motifs de votre compassion bienveillante en cette occurrence, Vos Excellences ne voudront pas que je sois déçu dans l'attente d'une pitié tant de fois implorée, et d'une grâce dont je n'ai jamais désespéré. Gratia, etc...

Paris, le 15 mai 1643.

De votre Sérénité,

Gierolimo Giustinian, Ambassadore. »

VII

DOCUMENT INÉDIT (1)

Lettre de l'ambassadeur vénitien sur l'autopsie du roi.

« *Paris, 19 mai 1643.*

Prince Sérénissime,

Ce matin j'ai adressé à Votre Sérénité un pli, par un courrier extraordinaire de Mantoue ; maintenant afin que le courrier ordinaire ne vous arrive pas sans lettres de moi, je joins ces quatre lignes très respectueuses. Le corps du Roi défunt fut ouvert ; mais on n'y trouva aucune trace de poison ni de maléfice ; si bien le foie était tout usé et pourri par un abcès ; les autres vis-

(1) Extrait d'un manuscrit de la Bibliothèque Nationale, fonds italien, nº 1820, folio 94.

cères (1) aussi étaient infectés par des abcès, les uns
gros, les autres petits, et presque complètement brûlés.
La gorge rongée par la chaleur et le passage des drogues,
de sorte qu'il lui était impossible de vivre ayant dans
son corps de multiples causes de mort. Le cadavre resta
exposé dans la chambre du Château-Neuf à Saint-Germain pendant presque trois jours, après lesquels, sans
aucune solennité, il fut déposé dans un cercueil de
plomb et porté à la sépulture Royale de Saint-Denis,
suivant l'ordre exprès et absolu qu'il laissa de ne vouloir
aucune cérémonie pour son enterrement, mais d'être
directement porté à Saint-Denis. Beaucoup de personnes
croient que cet ordre du roi provient d'un sentiment
intérieur d'humilité, car il est mort presque saintement ;
et beaucoup d'autres croient que c'est dans l'intention
de ne point obérer davantage le Peuple, connaissant que
cette solennité pouvait exiger une dépense de 3 millions
de livres, de sorte qu'ayant eu égard à la misère, il l'a
absolument défendu.

Le Roi a laissé dans le trésor public environ cinq millions de livres comptant, et on pense pouvoir bientôt
tirer deux autres millions de la confirmation de tous les
offices, ce qu'il est l'habitude de faire lorsqu'un nouveau
roi monte sur le trône.

Les vingt mille doubles qui, d'après mes lettres précédentes, devaient être expédiés à Casale, ne vous
parviendront pas de sitôt, à cause de tous ces désordres
de la Cour ; le Cardinal Mazzarini ayant répondu à
Priandi, qui fit hier au soir une demande à ce sujet,

(1) Gli altri intestini.

qu'il ne voulait plus se mêler d'une affaire quelconque; de sorte que toutes les affaires du dehors qui nécessitaient une intervention des ministres précédents pourront recevoir quelque dérangement par le présent changement de la Cour.

La Reine a fait appeler ce matin les Ministres d'Etat pour tenir conseil. Le Cardinal Mazzarini a répondu qu'il ne pouvait intervenir parce qu'il n'en avait plus qualité. On dit que la reine lui a envoyé le brevet de chef du Conseil, et que le dit Cardinal l'a refusé. Cela ne parait pas vraisemblable de la part du Cardinal qui désire rester ici, comme je vous l'ai dit; et l'expédition du brevet, de la part de la Reine, ne parait pas très d'accord avec ce qu'on a fait hier au Parlement; de sorte qu'il est nécessaire d'attendre quelque rencontre plus favorable et de s'en remettre au temps pour avoir une plus grande certitude.

D'après l'insistance de monsieur le duc d'Orléans, la Reine a consenti à permettre le retour dans le royaume au duc de Guise, au duc d'Epernon, à Madame de Chevreuse, à Fronticaglia (?), et au seigneur de Châteauneuf qui fut garde des Sceaux.

La Reine a fait en même temps entendre à Madame de Hautefort, qui fut aimée par le feu roi son mari, dame d'honneur de ladite Reine, et expulsée par le Cardinal, de revenir à la Cour.

Le duc de Longueville se montre peu satisfait du présent état des affaires, n'y ayant participation ni maniement. Il parait assez refroidi pour son voyage vers le Congrès de la paix générale (ainsi a-t-il été dit par des personnes qui ont quelques connaissances dans le secret

intime de cette affaire de la paix, que la paix ne se
fera pas à Munster, mais ici à Paris, parce que les Français pour l'avoir paieront aux Espagnols plus que les
Espagnols ne demanderont). Gratie, etc...

Paris, le 19 mai 1643.

De votre Sérénité,
GIEROLIMO GIUSTINIAN, AMB.

P. S. — A ce moment de l'expédition il m'arrive de
tirer une copie de l'arrêt établi hier pour la Régence,
et qui sera traduit ci-inclus. »

TABLE DES MATIÈRES

APPENDICE

Paris. — Typ. A. DAVY, 52, rue Madame. — Téléphone.